Medical Rehabilitation

編集企画にあたって………

JN115613

　今回の特集は「リハビリテーション診療において必要な書類の知識」というテーマで，リハビリテーション科医やリハビリテーション関連のスタッフが知っておくべき書類の知識とその書き方のポイントをお示しいただきました．本誌に取り上げることができたのは多くの書類の中の一部であり，すべてを網羅することは困難でした．しかし，日常のリハビリテーション診療の中でたびたび目にする，あるいは作成を依頼されることの多い主要な書類はかなり選択することができたのではないかと思っています．

　執筆いただいた先生方は，まさにこれらの書類に日々対面し，対応されている現役のエキスパートです．執筆依頼時には，「各書類のもととなる制度や背景を簡単に解説いただいたのち，具体的な書類の書き方のポイントを解説ください．その場合，それぞれの書類のどの部分の解説なのかがわかるように，書類の全体像に番号を振るなどの工夫をしていただきたい」と，紙面に限りがある中で無理なお願いをしました．お忙しい中ご担当いただき，この場を借りてお礼申し上げます．

　このようにして完成した本誌は，わかりやすく解説された内容で，読者の皆様にとって有用な一冊となっていると思います．じっくりとお読みください．とは言え，この冊子は頭からすべてを読まなくては成立しないものではありません．関心のある箇所からお読みいただくことで一向に構いません．必要な時にすぐ取り出せる身近な場所に置いていただければ幸いです．

　さて，診断書や意見書に求められることでいくつか共通していることがあります．まず，学術的な症例報告ではないので，詳細な情報をすべて記載する必要はなく，求められる情報を過不足なく正確に記載することが重要です．その一方で，記載された所見と最終的な意見・判断との間に矛盾が生じていないことがポイントの1つです．役所などでの判定が必要な書類の中には，こうした矛盾に対して問い合わせがくることがあります．問い合わせそのものも嫌ですが，何よりも判定などが遅れることによって患者・利用者の方にデメリットが生じてしまうことはできる限り避けたいです．もちろん，判読可能な文字で書いていただくことや患者氏名を間違えないことなどは当然の注意なのでお気をつけください．

　各論文で参考文献の紹介がありますが，過去にも様々な雑誌の連載などで同様のテーマで執筆されたものもありますし，バイブルのような書籍もありますので，参照されると良いと思います．また，新たな制度の制定や制度改正が時々あるため，その都度知識や書き方の微修正を行う必要があることも注意点として挙げておきたいと思います．

　本書が皆様の診療の助けとなり，患者・利用者の方々への支援の質の向上に役立っていただけますことを期待いたします．

2024 年 5 月

高岡　徹

Key Words Index

Writers File

ライターズファイル（50音順）

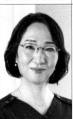

池田篤志
（いけだ あつし）

2000年	産業医科大学医学部卒業 同大学リハビリテーション医学講座入局, 同大学病院勤務
2001年	九州労災病院リハビリテーション科勤務
2002年	門司労災病院リハビリテーション科勤務
2003年	産業医科大学病院リハビリテーション科勤務
2004年	中部労災病院リハビリテーション科勤務
2005年	産業医科大学病院リハビリテーション科勤務
2006年	吉備高原医療リハビリテーションセンターリハビリテーション科勤務

高岡　徹
（たかおか とおる）

1987年	横浜市立大学卒業 同大学附属病院研修医
1989年	横浜市立大学附属病院リハビリテーション科
1990年	神奈川県総合リハビリテーションセンター
1992年	神奈川県立足柄上病院
1995年	横浜市総合リハビリテーションセンター
1998年	国立長寿医療研究センター, 研究員
1999年	横浜市総合リハビリテーションセンター
2003年	横浜市立脳血管医療センター
2004年	横浜市障害者更生相談所, 所長
2012年	横浜市総合リハビリテーションセンター
2020年	同, センター長

西嶋一智
（にしじま かずのり）

1998年	東北大学医学部卒業 同大学脳神経外科学教室入局 東北大学医学部附属病院, 広南病院, 古川市立病院, 帯広第一病院, 仙台医療センターに勤務
2004年	脳神経外科専門医 東北大学肢体不自由学教室に移る 同大学病院肢体不自由リハビリテーション科
2010年	リハビリテーション科専門医
2013年	宮城県リハビリテーション支援センター

影近謙治
（かげちか けんじ）

1986年	金沢大学医学部医学科卒業 金沢大学医学部整形外科および石川整形外科小児整形外科センターにて研修
1990〜92年	スウェーデン王立カロリンスカ研究所臨床神経生理学部門, 客員研究員
1992年	金沢大学医学部附属病院理学療法部
1997年	富山県高志リハビリテーション科, 医長
2001年	市立砺波総合病院リハビリテーション科, 部長
2009年	金沢医科大学医学部リハビリテーション医学, 教授
2019年	富山県リハビリテーション病院・こども支援センター, 所長 富山県社会福祉総合センター, 理事長
2023年	公立穴水総合病院リハビリテーション, 部長 富山県高次脳機能障害支援センター, センター長

田中　都
（たなか みやこ）

2018年	北里大学医学部医学科卒業
2018年	横浜市立市民病院, 初期臨床研修医
2020年	横浜市立大学リハビリテーション科学教室入局 同市立大学附属病院リハビリテーション科
2021年	横浜市立脳卒中・神経脊椎センターリハビリテーション科
2022年	横浜市総合リハビリテーションセンターリハビリテーション科
2023年	横浜市立脳卒中・神経脊椎センターリハビリテーション科

松岡美保子
（まつおか みほこ）

2002年	自治医科大学卒業 大阪府入庁 大阪府急性期総合医療センター, 研修医・整形外科
2005年	大阪府立身体障害者センター附属病院
2007年	大阪府立障がい者自立センター医務室
2010年	重症心身障害児者施設すくよか, 等で勤務 大阪府退庁
2013年	社会医療法人愛仁会愛仁会リハビリテーション病院

川上寿一
（かわかみ じゅいち）

1993年	自治医科大学卒業 東京都衛生局, 東京都立病院勤務
1996年	伊豆・小笠原諸島の診療所, 東京都リハビリテーション病院
2002年	兵庫医科大学篠山病院
2007年	滋賀県立成人病センター
2018年	滋賀県立リハビリテーションセンター, 所長
2023年	滋賀県健康医療福祉部, 技監, 滋賀県南部健康福祉事務所（草津保健所）, 所長

田中　亮
（たなか りょう）

2019年	長崎大学医学部卒業
2021年	産業医科大学リハビリテーション医学講座入局 同大学病院専修医
2022年	九州労災病院, 福岡みらい病院
2023年	産業医科大学病院

横井　剛
（よこい つよし）

1999年	横浜市立大学医学部卒業
2001年	同大学医学部附属病院市民総合医療センターリハビリテーション科
2003年	横浜市立脳血管医療センターリハビリテーション科
2008年	横浜市立大学医学部附属病院リハビリテーション科
2011年	横浜市立市民病院リハビリテーション科
2014年	横浜市総合リハビリテーションセンターリハビリテーション科
2017年	横浜市障害者更生相談所, 所長
2023年	横浜市総合リハビリテーションセンターリハビリテーション科

栗林　環
（くりばやし たまき）

2001年	横浜市立大学医学部卒業 同大学附属病院, 臨床研修医
2003年	同大学医学部附属病院リハビリテーション科, 医員
2005年	横浜市総合リハビリテーションセンターリハビリテーション科
2008年	横浜市立脳血管医療センターリハビリテーション科
2013年	沖縄リハビリテーションセンター病院リハビリテーション科
2022年	横浜市総合リハビリテーションセンターリハビリテーション科
2023年	横浜市障害者更生相談所, 所長

豊田章宏
（とよた あきひろ）

1986年	岩手医科大学医学部卒業 同大学脳神経外科学講座入局
1990年	同大学大学院医学研究科終了（医学博士）
1996年	中国労災病院リハビリテーション科, 部長
2018年	同病院治療就労両立支援センター, 所長

渡邉　修
（わたなべ しゅう）

1985年	浜松医科大学卒業 同大学付属病院脳神経外科入局
1994年	神奈川リハビリテーション病院リハ医学科
1995年	スウェーデンカロリンスカ臨床神経生理学部門, 研究生
2005年	首都大学東京, 教授
2012年	東京慈恵会医科大学附属第三病院, リハ科診療部長
2013年	同大学リハビリテーション医学講座, 教授

杉原勝宣
（すぎはら かつのぶ）

1995年	防衛医科大学校卒業 同大学校リハビリテーション部入局 同大学校病院, 自衛隊病院等勤務
2002年	総合病院土浦協同病院リハビリテーション科
2007年	藤田保健衛生大学七栗サナトリウムリハビリテーション科 広島市立リハビリテーション病院, 副部長
2018年	広島市身体障害者更生相談所長（兼務）
2023年	広島市立リハビリテーション病院, 副院長

永田智子
（ながた ともこ）

1990年	島根医科大学（現島根大学）卒業 同大学附属病院耳鼻咽喉科, 研修医, 公立雲南総合病院等に勤務
1999年	同大学大学院終了, 博士（医学）
2002年	島根県立中央病院リハビリテーション科, 医長
2008年	同病院リハビリテーション科, 部長
2015年	同病院医療安全推進室, 室長補佐
2016年	名古屋大学大学院医学研究科「明日の医療の質向上をリードする医師養成プログラム」メインコース修了, 医療安全管理者
2019年	島根大学, 臨床教授
2020年	亀田総合病院リハビリテーション科, 部長
2021年	亀田リハビリテーション病院, 院長

Contents

リハビリテーション診療において必要な書類の知識

編集／横浜市総合リハビリテーションセンターセンター長　高岡　徹

Monthly Book

MEDICAL REHABILITATION No. 301/2024. 6 目次

編集主幹／宮野佐年　水間正澄　小林一成

輝生会がおくる！

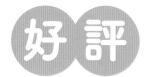
好 評

リハビリテーション チーム研修テキスト
―チームアプローチの真髄を理解する―

2022 年 2 月発行
B5 判　218 頁
定価 3,850 円（本体 3,500 円＋税）

監修　石川　誠　水間正澄
編集　池田吉隆　取出涼子　木川和子

専門職による職種を超えたチームアプローチの作り方！

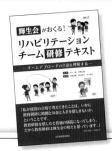

輝生会開設者の石川 誠が最も力を入れてきた
「教育研修」を余すことなく解説。
人材育成、リハビリテーションチームの醸成など
現場教育へ応用していただきたい一書です！

CONTENTS

詳しくはこちら！

全日本病院出版会　〒113-0033　東京都文京区本郷 3-16-4　Tel：03-5689-5989
www.zenniti.com　Fax：03-5689-8030

MB Med Reha **No.301**：1-7, 2024

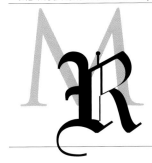

特集／リハビリテーション診療において必要な書類の知識

リハビリテーション総合実施計画書

永田智子*

Abstract　リハビリテーション総合実施計画書は 2000 年に回復期リハビリテーション病棟において多職種協業で作成が求められる文書として運用開始され，現在ではリハビリテーション医療提供と算定の必須文書となっている．本文書は国際生活機能分類（ICF）を基盤とする評価項目を含み，リハビリテーション医療の推進，目標設定と管理，説明と同意の定着化を促す役割もある．さらには，医療・介護連携にも使用されている．リハビリテーション総合実施計画書の変遷と活用法，医療の質を高める計画的な診療ツールとしての役割，書き方と注意点について概説する．

Key words　説明と同意（informed consent），計画的医療（planned medical care），多職種連携（interprofessional collaboration），共同意思決定（shared decision making）

はじめに

　日本では 1958 年に国民健康保険法が制定され，1961 年に現在の国民皆保険制度が開始した．保険医療機関や保険医には，保険診療を行ううえで守らなければならない基本的なルールが定められている．

　医療機関への入院時に交付およびその説明が必要な書類として入院診療計画書があり，医療法でその作成が定められ，入院基本料算定のための必須書類でもある．当該書類には，患者の氏名，生年月日および性別，当該患者の診療を主として担当する医師の氏名，入院の原因となった傷病名および主要な症状，入院中に行われる検査，手術，投薬，その他の治療（入院中の看護および栄養管理）に関する計画等が必要記載事項である[1]．

　また，医療保険でリハビリテーションを実施しリハビリテーション料の算定，書類作成に関わる算定を行うには，リハビリテーション総合実施計画書の作成と説明と同意を行うことが，必須要件である．いずれの書類も，多職種で計画的な医療を提供し説明と同意を確実にするために作成され，保険診療における必要書類である．患者参加の医療推進のため，十分な説明と意思決定が求められている．

リハビリテーション総合実施計画書の流れ

1．リハビリテーション診療と医療・介護連携

　リハビリテーション総合実施計画書は，2000 年に介護保険と同時に創始した回復期リハビリテーション病棟での必須化が始まりで，多職種参加での書類作成，医療提供のための説明と同意が，入

---

* Tomoko NAGATA，〒 296-0041　千葉県鴨川市東町 975-2　医療法人鉄蕉会亀田リハビリテーション病院，院長

院料算定，書類作成に関わる算定の必須要件となった．開始当初はリハビリテーション治療に特化した新たな機能病棟において，リハビリテーション医療のインフォームド・コンセント，ケアプラン作成を促進する役割もあった．当初は，紙カルテ運用の施設が多く，電子カルテでの書類作成はおろか書類作成アプリケーションもない時代であり，各施設では多職種連携での書類作成には書面が各部署を往来し多くの労力・時間がかかること，説明と同意，書類管理の運用整備に難航し，作成率・説明率の低さなどに困難を抱えていた．そのためリハビリテーション総合実施計画書への批判的な意見もあった．現在は，急性期からリハビリテーション医療が広く実施され，電子カルテが普及しリハビリテーション部門管理ツールも充実して文書作成アプリケーションも備わり，作成環境は整備されている．またリハビリテーション医療に対する多職種の理解は浸透し，環境は大きく改善した．

2024年診療報酬改定では医療・介護情報連携の推進のため，医療機関での疾患別リハビリテーション料(脳血管疾患等リハビリテーション料，廃用症候群リハビリテーション料，運動器リハビリテーション料)算定の要件として，介護保険の通所リハビリテーション事業所等によるサービスへ移行する場合，または疾患別リハビリテーション料を算定する患者が他の保険医療機関等に転院・移行し継続する場合，本人の同意を得て，移行先の事業所または保険医療機関等に3か月以内に作成したリハビリテーション総合実施計画書を文書で提供することとなった．現在では，急性期・回復期，生活期に至るまで，リハビリテーション料算定のための必要書類となっており，医療現場では汎化し施設間の情報連携ツールとしての役割も果たす．また，介護保険利用者は，本書類とともに3か月ごとに目標設定等管理シートを作成し説明し本人のとらえ方を確認して診療録に記載し，社会参加に配慮することが求められており，目標設定等管理シートを作成しない場合には

リハビリテーション料減算のペナルティがある．

2．保険診療と説明と同意

厚生労働省省令の療養担当規則(『保険医療機関及び保険医療養担当規則』(厚生労働大臣が定めた命令：省令)にある診療の具体的方針(第20条)①において，手術，リハビリテーションは，必要があると認められる場合に行うよう定められている[2]．医師が医療提供の必要性を判断しリハビリテーション処方を行い，治療開始となる．医療機関の収入は診療報酬と患者負担により確保され，保険医療機関で適正な診療が行われているかどうか，定期的に保健所から立ち入り検査が行われる．その際リハビリテーション総合実施計画書は確認文書の1つで重要な書類である．

リハビリテーション料算定のためには，リハビリテーション総合実施計画書を原則として7日以内，遅くとも14日以内に作成し，原則として作成時およびその後3か月に1回以上患者またはその家族などに対しリハビリテーション総合実施計画書の内容を説明のうえで交付し，医師はその要点を診療録に記載し，写しを診療録に添付するよう定められている．リハビリテーション総合実施計画書の作成は，保険診療の必要書類であり，医療チームで協力して遅滞なく作成し，説明と同意を得ることが必要である．院内各部門で役割分担，手順，確認システムの整備も必要で各医療機関では独自の運用・分担体制が整備されている(図1，2)．

3．計画的な診療と医療の質を高めるための活用

診療開始時から，計画的な治療内容，期間，予測ゴールを含むリハビリテーション計画を書面をもって説明することにより，効率的な医療提供につながる．急性期病院では，早期リハビリテーション開始とともに，治療計画と治療終了後の転帰先の確認が行われ，退院計画のツールにもなる．回復期リハビリテーション病院では，毎月主治医，担当療法士，看護師，社会福祉士ら担当者を交えた家族面談の場で本書類をもって本人・家

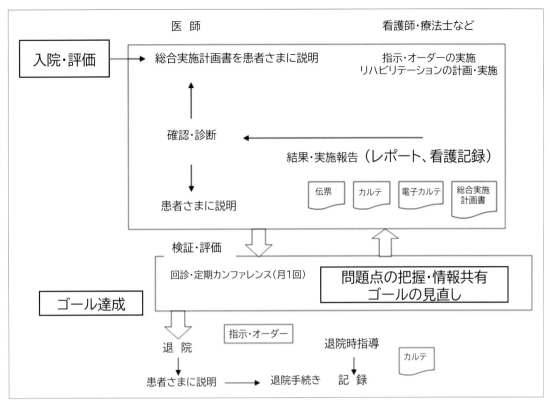

図 1. 回復期リハビリテーション病院の診療の流れ

族へ機能改善の経過と目標設定を伝え，退院先の確認と退院準備の進捗状況を確認することで信頼関係を構築し，計画的な退院調整に役立てる（**図3**）.

本書類は FIM（functional independence measure），BI（barthel index）など ADL 評価ツールの普及につながり，栄養項目では食事形態は嚥下調整食学会分類コード，日常生活自立度と認知症高齢者の日常生活自立度判定基準は介護保険主治医意見書記載にも役立つ[2].

回復期リハビリテーション病棟入院料 I 算定のために，管理栄養士による栄養評価は必須となった.

具体的な書き方と注意点

1．わかりやすい記載

リハビリテーション総合実施計画書は，国際生活機能分類（ICF）をもとに構成されている．原型と言える別紙様式23の評価項目の縦軸には，心身機能・構造，活動，栄養，参加，心理，環境，第三者の不利の項目が配置され，横軸は目標設定の評価となっている．目標設定と具体的アプローチを記載し目標設定を本人・ご家族，医療チームで共有化する．本書類は説明と同意に使用するため，略語や専門用語は極力使用せず，理解しやすい平易な言葉で記載する．患者・家族への説明に用いる書類であり，実際の説明時の口調に合わせ，ですます調で統一，右・左の記載間違い防止のため，当院では「みぎ・ひだり」と平仮名表記としている.

2．注意点と活用

本人および家族の希望の聴取，説明と同意に際しては，失語症や認知症などにより理解や意志表出に困難がある場合であっても，対話を通し適切な支援を行い本人の意思を引き出して自己決定に導いていく．記載にあたっては，個別性が必要であり，内容が形式的，画一的にならないよう注意

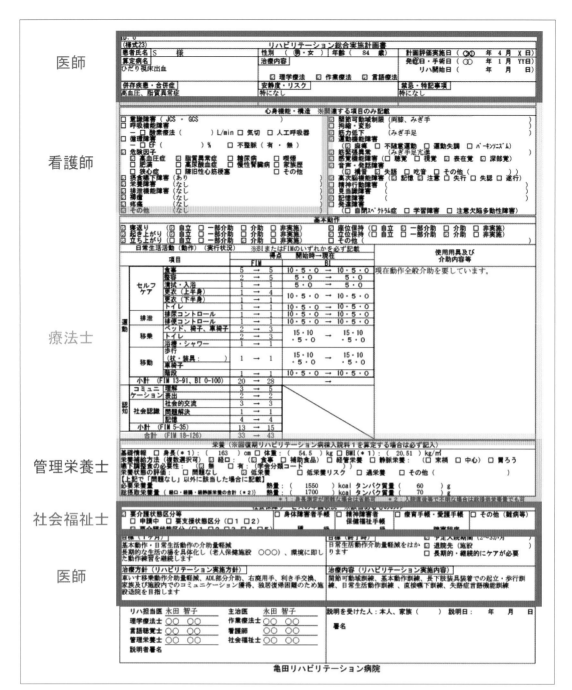

図 2. 多職種によるリハビリテーション総合実施計画書作成分担

社会福祉士

亀田リハビリテーション病院

目標 ※該当する項目のみ記載する	具体的な対応方針 ※必要な場合記載する
参加 ☑ 居住場所 － □自宅（□戸建 □マンション）☑施設 □その他（　　　） □ 復職 － □現職復帰 □配置転換 □転職 □不可 □その他（　　　） － □通勤方法の変更 □ 就学・復学・進学 － □可能 □就学に要配慮 □不可 □その他（　　　） － □療育・通学先（　　　）□通学方法の変更（　　　） □ 家庭内役割（　　　） □ 社会活動（　　　）	老人保健施設○○への入所調整中です。

療法士

活動 ☑ 床上移動（寝返り、ずり這い移動、四つ這い移動など） － □自立 □介助 □非実施 － □装具・杖等 □環境設定 ☑ 屋内移動 － □自立 □介助 □非実施 － ☑装具・杖・車椅子等（車椅子を検討中　　） ☑ 屋外移動 － □自立 □介助 □非実施 － ☑装具・杖・車椅子等（車椅子を検討中　　） □ 自動車運転 － □自立 □介助 □非実施 － □改造（　　　） □ 公共交通機関利用 － □自立 □介助 ☑非実施 － □種類（　　　） ☑ 排泄（移乗以外） － □自立 ☑介助（☑下衣操作 ☑拭き動作 □カテーテル） － □種類（☑洋式 □和式 □その他（　　）） ☑ 食事 － ☑自立 □介助 □非実施 － □箸 ☑フォーク等 □胃ろうまたは経管 － □食形態（軟菜食～常食　　） ☑ 整容 ☑自立 □介助 ☑ 更衣 □自立 ☑介助 ☑ 入浴 □自立 ☑介助 － □浴槽 ☑シャワー － □洗体介助 ☑移乗介助 □ 家事 － □全て実施 ☑非実施 □一部実施：（　　　） ☑ 書字 － □自立 ☑利き手交換後自立 □その他：（　　） □ PC・スマートフォン・ICT － □自立 □介助 ☑ コミュニケーション － ☑自立 □介助 － □コミュニケーション機器 □文字盤 □他者からの協力	理学療法士：疼痛はみぎ手を動かしたときにあります。みぎ手足の動かしにくさは残存していますが改善傾向です。寝返り、起き上がりは支持物使用し可能、立ち上がりや装具を使用した歩く動作では、自身で出来る事も増えてきました。引き続きご自身で出来る動作が増える事を目標にリハビリしていきます。 作業療法士：先月と比較しみぎ上肢重度運動麻痺、感覚障害は著変ありません。基本動作、日常生活動作の介助量も著変ありません。継続して介入して行きます。 言語聴覚士：脳出血の後遺症として、失語症状や構音障害、注意障害などの高次脳機能障害を疑う所見を認めています。引き続きご家族様、職員とのコミュニケーション能力向上目的に、失語症練習、その他高次脳機能練習を行います。 摂食機能療法：現在食事は軟菜食、水分は薄トロミとなりました。今後水分トロミオフを目指し、嚥下機能評価、練習を行っていきます。 看護師：内服は看護師が管理しています。退院先や本人の状態に合わせて内服管理方法検討していきます。移乗・排泄動作・更衣整容の介助量を軽減できるよう介入していきます。麻痺や高次脳機能障害あり、転倒リスク高いため本人への注意喚起と環境整備を行っていきます。退院前に再発予防の指導を行っていきます。

看護師

対応を要する項目	具体的な対応方針
心理 ☑ 精神的支援（なし　　） ☑ 障害の受容（なし　　） ☑ その他（なし　　）	

社会福祉士

環境 □ 自宅の改築等（　　　） □ 福祉機器の導入（　　　） □ 社会保障サービス － □身障手帳 □障害年金 □難病・小慢受給者証 □その他（　　） □ 介護保険サービス － □通所リハ □訪問リハ □通所介護 □訪問看護 □訪問介護 　　□老健 □特養 □介護医療院 □その他（　　） □ 障害福祉サービス等 － □放課後デイ □児童発達支援（医療・福祉）□生活介護 □その他 □ その他（　　）	施設職員と相談していきます。
第三者の 不利 □ 退院後の主介護者（　　　） □ 家族構成の変化（　　　） □ 家庭内役割の変化（　　　） □ 家族の社会活動変化（　　　）	適宜相談していきます。

図 2のつづき. 多職種によるリハビリテーション総合実施計画書作成分担

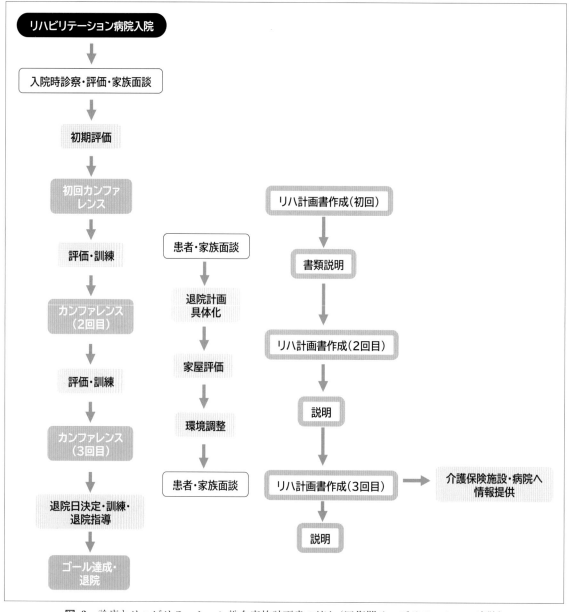

図 3. 診療とリハビリテーション総合実施計画書の流れ（回復期リハビリテーション病院）

が必要である．リハビリテーション治療の経過中，心身機能・構造変化とともに，希望は変化する．2回目以降の書類作成に際し，前回作成した文章が複写されるカルテシステムが多いため，その都度現状を確認し変化がある場合には今回作成分を修正する．

活動は，環境や目的により変化する．活動の項目評価にあたっては，病棟生活でしている活動と，訓練時のできる活動を多職種で評価する．両者に解離がある場合，チームカンファレンスなどを通して多職種が連携し，病棟ケア対応の変更や調整につなげ，活動を引き出していく．評価に際し，単に記載項目を埋めるだけでなく，実際の活動を拡大する視点を持つこと，時間と空間の違いによる活動の変化を捉えることは大切である．後遺障害がある場合，障害告知の有無，障害受容の

表 1. Makoul & Clayman による共同意思決定の 9 基本要素

1. 問題を定義・説明する
2. 選択肢を提示
3. 利点・欠点・費用を話し合う
4. 患者の価値・意向
5. 患者の能力・自己効力に関する話し合い
6. 医師の知識と推奨
7. 理解を確認
8. 治療決定ないし延期
9. フォローアップ予約

(文献 4 より引用)

経過には十分配慮して記載する.

3. インフォームド・コンセントと共同意思決定

リハビリテーション総合実施計画書は患者参加の医療を促す意志決定のツールである. 医療現場での決定には, 医師が患者に最善と思われるものを決定するパターナリズム(父権主義), 医師が患者に十分な医学情報を提示し患者が最終決定を下すインフォームド・コンセント, 医療者と患者が協働して決定する共同意思決定(shared decision making：SDM)の 3 つがある. パターナリズムとインフォームド・コンセントは, 医師から患者に医学的な情報が提供され, 共同意思決定では患者から医療者に対し価値観, 意向, 懸念事項, どのような生活を望み, それを実現するための治療法選択をするという視点で検討される. それぞれ, パターナリズムは医師, インフォームド・コンセントは患者, SDM では医療者と患者が話し合い決定する.

小松は, Makoul と Clayman による SDM の基本要素 9 項目を紹介し, SDM にあたり, 医療者は医学的情報をわかりやすく伝え, 患者にとって大切なことや患者が不安に思っていることをいかにして聞き出すかという発想の転換の必要性が必要とした[3][4](**表 1**). これらの項目に沿って書類を記載し, SDM へすすめると良い.

まとめ

リハビリテーション医療提供・算定のための必須文書であるリハビリテーション総合実施計画書について, その始まりから変遷, 計画的な診療ツールとしての効果, 書き方と注意点を概説した. 本書類は診療報酬算定のための必要書類であると同時に, 多職種協業での評価に基づくチーム医療の推進, 説明と同意の定着化による患者参加の医療を促し, 医療・介護連携の効果も期待される. 疾患構造の複雑化に加えリハビリテーション医療が急速に拡大する中, リハビリテーション総合実施計画書には医療の質を高める計画的な診療ツールとしての機能と利活用を期待したい.

文 献

1) 医科診療報酬点数表 令和 4 年 4 月版, 社会保険研究所.
2) 日本摂食嚥下リハビリテーション学会 嚥下調整食委員会：日本摂食嚥下リハビリテーション学会嚥下調整食分類 2021. 日摂食嚥下リハ会誌, **25**(2)：135-149, 2021.
3) 小松康弘：患者参加型医療が医療の在り方を変える—21 世紀医療のパラダイムシフト. 国民生活研究, **59**(2)：56-80, 2019.
   Summary 21 世紀医療の中心概念である「患者参加型医療」の国際的な現況と今後の展望についての総説.
4) Makoul G, Clayman ML：An integrative model of shared decision making in medical encounters. *Patient Educ Couns*, **60**(3)：301-312, 2006.

令和7年度
JA共済 交通事故医療研究助成 募集のご案内

助成目的：本助成は、交通事故医療の研究に携わる医師等研究者への支援を通じて、救急医療およびリハビリ医療の進歩に寄与し、交通事故被害者の救命および社会復帰を促進することを目的とします。

助成対象：本助成の対象は、交通事故医療に関する臨床的研究とします。

応募資格：交通外傷に携わる医師等の研究者または研究機関とします。

募集期間：**令和6年8月1日から同年8月31日**とします。（最終日の消印まで有効）

応募項目について：Aは、応募者がテーマを設定する研究に対する助成です。
Bは、あらかじめ設定されたテーマについての研究に対する助成となります。
※A、Bいずれか一方へのご応募をお願いいたします。

交通事故医療研究助成

研究課題	上記助成目的、対象に沿ったテーマ	助成金額	1件　100万円以内
助成件数	上限25件	助成期間	令和7年4月1日から1年間

交通事故医療研究助成【課題研究】
研究課題：外傷性脳損傷後のリハビリテーション・社会復帰に関する研究

助成金額	1件　300万円以内		
助成件数	上限3件	助成期間	令和7年4月1日から2年間

応募方法：全国共済農業協同組合連合会　ＪＡ共済 地域貢献活動ちいきのきずなホームページ (https://social.ja-kyosai.or.jp/jibaiseki/)に掲載されている「募集のご案内」を一読の上、「ＪＡ共済交通事故医療研究助成　申請書」をダウンロードし、必要事項を記入・押印のうえ、事務局宛に郵送してください。
※申請書は、令和6年7月からホームページに掲載いたします。

選考方法：本会が委嘱した学識経験者による「医療研究助成審査委員会」における審査を経て決定します。

採否通知：採否および助成金の額は、令和7年2月末日までに申請者に通知します。

応募および問い合わせ先（事務局）

〒102-0093　東京都千代田区平河町2丁目7番9号 JA共済ビル5階
一般社団法人 JA共済総合研究所 JA共済交通事故医療研究助成担当 宛て
電話 03-3262-9676　FAX 03-3262-9668
E-mail: josei@jkri.or.jp

MB Med Reha **No.301**：**9-14**, 2024

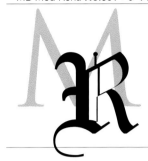

特集／リハビリテーション診療において必要な書類の知識

治療と仕事の両立支援関係の書類

田中　亮*

Abstract　高齢者の就労拡大や医療の進歩により疾病を有する労働者の増加が予測されているが，職場の理解や支援体制不足で離職に至る場合がある．少子高齢化が進行する中で，就労拡大を目指して厚生労働省から両立支援のためのガイドラインが示され，診療報酬改定で「療養・就労両立支援指導料」が新設された．治療と仕事の両立支援を行うにあたっては，労働者本人の理解と同意の下，事業場や医療機関などの関係者が必要に応じて連携することで，労働者本人の治療や業務に応じた，より適切な支援の実施が可能となる．円滑な連携のためには，まず事業者と医療機関が，お互いの支援における役割や考え方を理解することが重要となる．主治医意見書には，「就業上の措置や配慮を行う上で必要な医師の意見」が記載されており重要な役割を持つ．特に，配慮事項などの記載には注意が必要であり，事業場にとって受け入れやすい提案であることが重要である．両立支援にあたっては，対象者は患者でもあり労働者でもあるという両面性を理解する必要がある．

Key words　両立支援，主治医意見書，療養・就労両立支援指導料

はじめに

　我が国では超高齢社会を背景に，労働力人口の高齢化が進んでおり，職場において疾病を抱えた労働者が増加している．疾病を抱えた労働者の中には，職場の理解・支援不足のため適切な治療を受けることができず，仕事を断念してしまう者もいる．2016年厚生労働省は，働き方改革の一環として「事業場における治療と仕事の両立支援のためのガイドライン」を公表し，具体的な取り組みを始めた．当初は，がん患者の仕事と両立を支援するのが主であったが，その後，医療的ケアが必要な脳卒中や心疾患患者へも対象が広がった[1]．本稿では，両立支援の概要および主治医意見書の書き方について概説する．

両立支援の概要

　両立支援制度の当初の目的は，生存率が改善したがん患者を対象に治療を受けながら仕事が続けられる労働環境を整備することであったが，超高齢社会にある我が国の労働力人口減少への対策，すなわち労働力人口の確保でもある．産業医学・産業保健の観点から，産業医機能を最大限活用した施策で，両立支援コーディネーターを配置し，患者本人，企業（産業医），医療機関（主治医）との情報交換を通じた連携を図りながら治療と仕事の両立を進めるものである．

* Ryo TANAKA，〒808-0024 福岡県北九州市若松区浜町1丁目17-1　産業医科大学若松病院リハビリテーション科

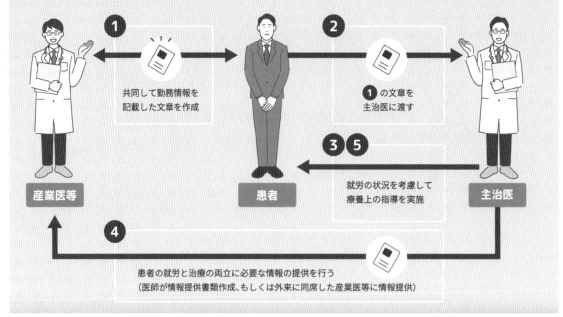

図 1. 療養・就労両立支援指導の流れ

① 患者と事業者が共同で勤務情報提供書を作成する.
② 勤務情報提供書を主治医に提出する.
③ 患者に療養上必要な指導を実施する.
④ 主治医が企業に対して診療情報を提供する（A もしくは B による）.
　A）患者の勤務する事業場の産業医等に対して，就労と治療の両立に必要な情報を
　　記載した文書の提供を行う.
　B）当該患者の診療に同席した産業医等に対して，就労と治療の両立に必要なこと
　　を説明する.
　※産業医等：産業医，保健師，総括安全衛生管理者，衛生管理者，安全衛生推進者，
　衛生推進者
⑤ 診療情報を提供した後の勤務環境の変化を踏まえ療養上の必要な指導を実施する.

（文献 2 より引用）

療養・就労両立支援指導料

　2018 年の診療報酬改定で本指導料が新設され，医療機関における両立支援活動の診療報酬算定が可能となった．算定要件として，主治医が患者の勤務する事業場に治療と仕事の両立に関する主治医意見書を作成し，産業医がこの意見書をもとに就業上必要な配慮について助言を行い，主治医が産業医の助言を踏まえて治療計画の再評価を行うこととしていた．当初，対象はがん患者に限られ，産業医が選任されている大規模事業者などでしか運用できなかったこともあり，その後の 2 度の診療報酬改定時に，算定対象疾患の拡大，主治医意見書の提供先に産業医以外の担当者が追加され運用の拡大が図られている．2023 年 1 月時点での両立支援の流れを**図 1** に示す[2]．対象は，がん，脳卒中，心疾患，糖尿病，肝炎，その他難病など，反復・継続して治療が必要な疾患である．注意すべき点としては，療養・就労両立支援指導料を算定する際には勤務情報提供書を収集したうえで意見書を作成することが必要であること，最終的な就業上の配慮の意思決定は事業場により行われることである.

　ガイドラインに記載されている両立支援で利用される様式例は以下の 4 点である[3)4)].

① 勤務情報を主治医へ提供する際の様式例（勤務

治療と仕事の両立に関する勤務情報提供書

_____ 先生

　今後の就業継続の可否、業務の内容について職場で配慮したほうがよいことなどについて、
先生にご意見をいただくための従業員の勤務に関する情報です。
　どうぞよろしくお願い申し上げます。

従業員氏名		生年月日	年　　　月　　　日
住所			

職　　種	
職務内容	(作業場所・作業内容) [　　　　　　　　　　　　　　　　　　　　　　] □体を使う作業（重作業）　□体を使う作業（軽作業）　□長時間立位 □暑熱場所での作業　　　　□寒冷場所での作業　　　　□高所作業 □車の運転　　　　　　　　□機械の運転・操作　　　　□対人業務 □遠隔地出張（国内）　　　□海外出張　　　　　　　　□単身赴任
勤務形態	□常昼勤務　□二交替勤務　□三交替勤務　□その他（　　　　　　　）
勤務時間	時　　分　～　　時　　分（休憩＿＿時間。週＿＿日間。） （時間外・休日労働の状況：　　　　　　　　　　　　　　　　） （国内・海外出張の状況：　　　　　　　　　　　　　　　　　）
通勤方法 通勤時間	□徒歩　□公共交通機関（着座可能）　□公共交通機関（着座不可能） □自動車　□その他（　　　　　　　　） 通勤時間：（　　　　　　　　　　）分
休業可能期間	年　　月　　日まで（　　　日間） （給与支給　□有り　□無し　傷病手当金　　％　）
有給休暇日数	残　　　　日間
その他 特記事項	
利用可能な 制度	□時間単位の年次有給休暇　□傷病休暇・病気休暇　□時差出勤制度 □短時間勤務制度　□在宅勤務（テレワーク）　□試し出勤制度 □その他（　　　　　　　　　　　　　）

　上記内容を確認しました。
　　　　　年　　　月　　　日　　　（本人署名）_____

　年　　　月　　　日　　　（会社名）

図 2.　勤務情報提供書

情報提供書）（**図 2**）
② 治療の状況や就業継続の可否等について主治
　医の作成する意見書の様式例
③ 職場復帰の可否等について主治医の意見を求
　める際の様式例
④ 両立支援プラン／職場復帰支援プランの作成
　例

　主治医が作成する意見書は 2 種類存在するが，診断名が含まれているかどうか，職場復帰の時にしか利用できない書式であるなどの違いはあるが，要件はほぼ同じである．

主治医意見書

1．概　要

　主治医意見書は，事業者が労働者の就業継続・職場復帰の可否や，就業上の措置や配慮事項について検討する際の参考資料として活用されるものであり，事業者にとって重要な役割を持つ．主治医の意見書の作成にあたっては，勤務情報提供書をもとに労働者の仕事の内容や治療と仕事を両立するうえで事業者や労働者が悩んでいること，就業制限をした場合に生じ得る問題について，労働者と話し合うなどして確認することが重要である．主治医は特に事業者や労働者から相談のあった事項を中心に，労働者の体調の悪化の防止や治療継続の観点を踏まえ，就業継続などの可否や，望ましいと考えられる就業上の措置，治療に対する配慮について医学的な立場から意見を記載する．なお，主治医の意見はあくまで参考情報として扱われるものであり，最終的な就業継続の可否の判断や，就業上の措置・配慮の実施は事業者が決定することとなる．

2．記載項目

　記載項目は，現在の症状，就業継続に関する意見，治療予定，業務内容について職場で配慮した方が良いこと，その他の配慮事項，配慮の措置期間などが含まれる．

1）「就業継続の可否」は就業可，条件付きで可，不可に分かれ，条件付きで可は「職場で配慮があれば就業可能」という意味である．

2）配慮事項は主治医意見書で特に重要な部分である．配慮事項は「安全配慮」と「合理的配慮」に分けられる[5]．これらを書き分ける必要があり，表現には注意が必要である．事業所は，従業員に対して安全で健康に働けるよう配慮する「安全配慮義務」が課せられている（労働契約法第5条）．安全配慮義務違反にかかる判断基準は，① 予め予想できたか（予見性），② 結果回避義務を果たしていたか，③ 発生した損害と働かせたことに因果関係はあるか，の3点である．すなわち，医学的に明確

に体調悪化することや事故・災害リスクが予見されることについて，事業者に課されているのが安全配慮義務である．

例）
- 心機能低下による負担軽減のため重量物作業を禁止する．
- 重度の高血圧未治療者に対して，深夜勤務を禁止する．
- 腰痛のある労働者の重量物作業を禁止する．

　一方，「合理的配慮」は，医学的に予見できるほどではないが，その配慮を行うことでより就業の継続がしやすくなるような配慮となる．具体的には働くための環境や仕組みを整理することであり，環境調整に相当する．障害の志向性により実施してほしい配慮が異なり，また，症状ごとに一定の配慮がある程度決まりやすい安全配慮とは異なるところに注意が必要である．

例）
- 時短勤務制度を利用して半日勤務から開始する．
- 疲労がでた時に休憩できるよう近くに椅子を準備する．
- 無理なく働き続けるために業務量や業務内容を見直す．

　配慮事項の優先順位は安全配慮，合理的配慮の順であり，合理的配慮は職場において適切に安全配慮がなされることが前提となる．また，労働者の体調悪化の防止や治療継続の観点から必ず対応が必要な事項を除いては，事業者における裁量を残すような記載が望ましい．

3）措置期間は，事業者にとって対応の見直しを行ったり，労働者や主治医に状況を再度確認したりする時期の目安として参考になるため，症状や治療経過を踏まえて期間を記載する．

3．意見書の記載例

　脳卒中患者を例にして，具体的な記載例および意見書を作成する際のポイントを**図3**に示す．なお，脳卒中患者では，症状がある程度固定される障害と緩徐な回復を示す障害とを複合的に考えて記載することが重要である．下記本文 ①〜④ は，

職場復帰の可否等について主治医の意見書

患者氏名	○○○○	生年月日	○○年 ○○月 ○○日
住所	○○県○○市○○		

① → **復職に関する意見**

□ 復職可　■ 条件付き可　□ 現時点で不可（休業：～　　年　月　日）

・脳出血の後遺症として、左上下肢の運動麻痺と軽度の注意障害がありますが、適切な配慮があれば就業は可能です。

・過去の記憶は問題ありませんが、新しいできごとは覚えられないことがあります。複数のことを同時に行うと作業記憶の問題もあり、前の記憶があいまいになり混乱しやすくなります。他の高次脳機能障害の症状は見られません。

② → **業務の内容について職場で配慮したほうがよいこと（望ましい就業上の措置）**

・屋外歩行は可能ですが、ラッシュ時の通勤には注意が必要です。通勤時の安全性を確保するためには、エレベーターのある駅や施設の利用、フレックスタイムなどの配慮の検討が必要です。

・記憶障害に関しては、補助ツール（録音機器やメモ等）を活用するなど配慮が必要と考えます。

その他配慮事項

・記憶障害は目に見えない障害であり、この点について職場同僚の理解を得ることが望まれます。

・精神的ストレスや疲労度を考慮して、適宜休憩を確保する等の配慮が望ましいと考えます。

③ → **上記の措置期間** ○○○○年○○月○○日から6か月

④ → 上記内容を確認しました。
　　○○年○○月○○日　　（本人署名）　　○○○○

上記のとおり、職場復帰の可否等に関する意見を提出します。

　　○○年○○月○○日　　（主治医署名）＿＿＿○○○○＿＿＿＿＿＿

(注)この様式は、患者が病状を悪化させることなく治療と就労を両立できるよう、職場での対応を検討するために使用するものです。この書類は、患者本人から会社に提供され、プライバシーに十分配慮して管理されます。

図 3. 主治医意見書の記載例

図3の①〜④に対応する.

①
- 人事部などの非医療職も閲覧することが想定されるため、可能な限り専門用語を避け、平易な言葉で記載する.
- 勤務情報提供書に記載されていた元の業務や代替可能な業務について、現在の労働者の症状などを踏まえ、復職についての検討が可能かどうかの意見を記載する.

②
- 配慮や就業上の措置を記載する際は、対応が必須のものか、望ましいものであるかが識別できるように記載する.
- 元の業務が難しい場合、勤務情報提供書の内容や労働者の話を踏まえ、可能な範囲で代替案を記載する.
- 労働者が職場に相談しやすい環境づくりのため、上司や同僚などに症状等に対する理解を得ることなど、必要な取り組みを記載する.

③
- 措置期間は、症状や治療経過を踏まえ、上記の就業上の措置や配慮事項が有効であると考えら

れる期間を記載する.
- 措置期間は,事業者にとって,次に主治医に意見を求める時期の目安になる.

④
- 労働者本人が主治医意見書の内容を理解・把握できるよう,労働者に対して内容をきちんと説明することが重要である.

おわりに

医療の発展,少子高齢社会の進行に伴い,治療と仕事の両立支援を望む患者はこれからも増加することが予想される.主治医意見書の作成は,両立支援において重要な役割を持つものではあるが,意見書作成が両立支援のゴールではない.また,両立支援の対象者は,医療機関側から見れば患者であり,事業場から見れば労働者であり2つの顔を持つ.この両面性を理解し必要な支援を行うのが両立支援であり,全国に水平展開されることが期待される.

文 献

1) 佐伯 覚:両立支援.リハビリテーション診療 update. 日医師会誌,152(特別号2):276-277, 2023.
   Summary 近年の両立支援の動向や制度の変遷についてわかりやすく解説されている.
2) 厚生労働省:治療と仕事の両立支援ナビ―診療報酬について.
   〔https://chiryoutoshigoto.mhlw.go.jp/〕
3) 厚生労働省:事業場における治療と仕事の両立支援のためのガイドライン.
   〔https://chiryoutoshigoto.mhlw.go.jp/dl/download/guideline.pdf〕
   Summary ガイドラインは,両立支援にあたって事業場における取り組みなどをまとめたものである.
4) 厚生労働省:企業・医療機関連携マニュアル.
   〔https://chiryoutoshigoto.mhlw.go.jp/dl/download/manual.pdf〕
   Summary 連携マニュアルは,具体的な事例を通じて,ガイドライン掲載の様式例(ガイドライン「様式例集」)の記載例が示されている.
5) 中村俊介:両立支援制度における医療機関の役割. 総合リハ,49(9):881-888, 2021.
   Summary 医療機関における両立支援制度の概要と導入方法,その課題についてまとめられている.
6) 厚生労働省:医療機関における治療と仕事の両立支援導入ガイド.
   〔https://chiryoutoshigoto.mhlw.go.jp/dl/download/medical20221214_guide.pdf〕
   Summary 医療機関での実践に向けた資料,職種別の行動ガイド,FAQ などが記載されている.

MB Med Reha **No.301**：**15–20**, 2024

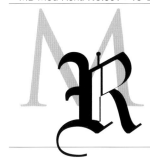

特集／リハビリテーション診療において必要な書類の知識

身体障害者診断書：総論

西嶋一智*

　Abstract　　我が国の身体障害者福祉はこの身体障害者手帳を受けることから始まるので，手帳は障害者のパスポートと言えよう．
　障害認定は，身体障害認定基準に該当する機能障害が存在し，その障害が永続すると見込まれ，日常生活が制限を受けていることを原則とする．つまり impairment と disability の両方に着目している．等級は機能障害の程度で判断するのが基本だが，機能障害の程度が数値化できない機能障害については，日常生活上の制限の程度をもって機能障害の程度を推察することになっている．なお，等級認定に含めるべきでない他の機能障害については，その影響を排して当該障害の程度を考えることが重要である．
　診断書作成においては「病名・病歴」，「機能障害」，「ADL 低下」の 3 つの要素が重要と考える．この 3 つが合致する典型例では障害認定は容易だが，合致しない特殊なケースの場合には診断書により詳細な状況説明が求められる．

　Key words　　身体障害者手帳(Certification for persons with disabilities)，身体障害者福祉法(Act on Welfare of Physically Disabled Persons)，認定基準(accreditation criteria)

はじめに

　我が国の障害者福祉制度は何と言っても障害者手帳の取得に始まる．身体障害者手帳(以下，身障手帳)は身体障害者福祉法別表に掲げる身体上の障害程度に該当すると認定された者に対して，身体障害者の自立と社会経済活動への参加を促進するために交付されるものである．また，法的には身障手帳の交付を受けることで「身体障害者・児」という特別な配慮・支援を受ける権利を有する法的地位を獲得し，各種の福祉サービスや減免措置を受けられるようになる[1]．我が国の身体障害者福祉はこの身障手帳を受けることから始まるので，手帳は障害者のパスポートと言えよう．

　身障手帳の対象となる障害は，① 視覚障害，② 聴覚・平衡機能障害，③ 音声・言語・そしゃく機能障害，④ 肢体不自由，⑤ 心臓機能障害，⑥ じん臓機能障害，⑦ 呼吸器機能障害，⑧ ぼうこう・直腸機能障害，⑨ 小腸機能障害，⑩ 免疫機能障害，⑪ 肝臓機能障害の 11 種類である．なお，知的障害に対して療育手帳が，精神障害および高次脳機能障害(失語症のみを除く)，発達障害に対しては精神障害者保健福祉手帳が交付される制度が別に用意されている．障害は身体障害者障害程度等級表(身体障害者福祉法施行規則別表第 5 号)により，1 級〜7 級の区分が設けられており，認定基準に従って等級認定される．肢体不自由のみに設けられている 7 級の障害は，その 7 級の障害 1 つのみでは手帳交付の対象とならないが，2 つ以上の 7 級の障害が重複したり，他の 6 級以上の障害と重複する場合には手帳交付の対象となる．

* Kazunori NISHIJIMA，〒 981-1217 宮城県名取市美田園 2-1-4　宮城県リハビリテーション支援センター，技術副参事兼技術次長

表 1. 国の示す 3 つの基準

• 身体障害者障害程度等級表の解説(身体障害認定基準)について 　障発第 0110001 号　平成 15 年 1 月 10 日
• 身体障害認定基準の取扱い(身体障害認定要領)について 　障企発第 0110001 号　平成 15 年 1 月 10 日
• 身体障害認定基準等の取扱いに関する疑義について 　障企発第 0227001 号　平成 15 年 2 月 27 日

1. 身体障害者手帳の交付事務

身体に障害がある者は,いわゆる「15 条指定医」の診断書・意見書を添えて各市の福祉事務所,町村役場の障害福祉担当を経由して都道府県知事に身障手帳交付の申請を行う.市町村から都道府県へ手帳交付申請の進達がされてから,都道府県障害者福祉担当課や身体障害者更生相談所で書類の審査を行い,等級認定・手帳交付を行う.

身障手帳の交付は都道府県知事が行うため,その事務は都道府県本庁の障害者福祉担当課が行うのが本来である.しかし,昭和 61 年の身体障害者福祉法施行規則の改正により都道府県知事が障害の認定を行うにあたり,特に専門的な知識および技術による判断が必要と認める時は,身体障害者更生相談所長に意見を聴取するものと規定された.また,厚労省の通知「身体障害者更生相談所の設置及び運営について」により「都道府県本庁の求めに応じ,身体障害の障害等級の認定に関する医学的意見を述べること」が更生相談所の業務として示されていることから,認定・交付事務を本庁から身体障害者更生相談所に事務委任して行っている自治体もある.

政令指定都市や中核市といった大都市については,身障手帳の交付が都道府県知事から当該市長に移管されており,管轄内の身障手帳の交付を独自に行っている.政令指定都市は身体障害者更生相談所を有しているが,中核市には身体障害者更生相談所は設置されていないため,先の身体障害者更生相談所長に意見を聴取することと定めた身体障害者福祉法施行規則の規定は現在は削除されている.しかし,専門的知識・技術を持つ医師の関与が不要になったわけではなく,事務職だけで手帳交付事務を完結させることは困難と思われる.

2. 障害認定基準

身障手帳の判定は,国の示す基準(身体障害者福祉法,厚生労働省通知など,**表 1**)はあるが,最終判断はそれぞれの自治体(都道府県,政令指定都市,中核市)に委ねられている.そのため細部においては自治体によって微妙な解釈や判断の違いがあることは否めない.本稿は判定における 1 つの考え方を示したものであり,現時点ですべての自治体が同様の判断をしている状況にはないが,将来的には全国的にできる限り共通した判断基準で判定されることを期待するものである.

1) 障害認定の原則

障害認定の原則は,① 身体障害認定基準に該当する機能障害が存在し,② その障害が永続すると見込まれることである.永続する障害とは程度が不変であることではなく,回復する可能性が極めて少ないものであれば足りる.悪化という変化は永続するに含むものとする.一般的には発症や観察開始から半年経過しても回復しない障害は永続すると考えても良いとされている.また,③ その機能障害により,日常生活が一定以上の制限を受けていることも要件になっている.つまり,「impairment」と「disability」の両方に着目している点が重要である.

等級程度の判断は,機能障害の程度で判断するのが基本的な考え方である.ただし,その機能障害により日常生活が一定以上の制限を受けていることが必要であるため,機能障害に見合う日常生活上の制限がなければ等級を軽減することがある.また,機能障害の程度が評価(数値化)できないものについては,日常生活上の制限の程度をもって

表 2. 疾患別リハビリテーション料の標準算定日数

脳血管疾患：	180 日（6 か月）
運動器，心大血管：	150 日（5 か月）
廃用症候群：	120 日（4 か月）
呼吸器：	90 日（3 か月）

機能障害の程度を推察することになっている．

2）障害固定までの期間

障害が永続するとみなされる障害固定までの期間は，一般的には半年とされている．ただし，切断，臓器や器官の摘出による障害は明らかに不可逆的であるので，その時点ですぐに固定と判断が可能である．また，重度の中枢神経損傷については，3 か月程度で障害固定としても良いことになっている．

私見ではあるが，疾患別リハビリテーション料の標準算定日数（**表2**）は障害固定の時期を考えるうえでひとつの根拠とすることが可能な数値と考える．すなわち，この期間内は一般論としてリハビリテーション治療によりまだ回復が見込める時期ということに医療制度上はなっているからである．

3）再認定

原則論で言えば，障害の永続性について確実でない（改善する可能性を排除しきれない）うちは身障手帳の交付はできない．しかし，時には早期に障害者福祉制度の利用が必要な場合もある．障害者福祉制度は身障手帳の取得を大前提としているため，このような場合には，1～5 年後に再び障害の有無・程度を認定することを条件に早期に障害認定・手帳交付をすることが可能である．例としては，脳性麻痺の 2 歳児や脳卒中を発症した 30 歳台（※介護保険の対象外），受傷後 2 か月の外傷性脊髄損傷による完全対麻痺で自宅療養に向けて車椅子支給の申請が必要な場合，などが考えられる．

再認定の際の診断書作成においては，前回診断書作成日以降の経過や治療内容の記載が必要であり，大切である．そのため，前回診断書の丸ごとコピーはあり得ない．障害像が変わりないのな

ら，変わりがないことを記すべきである．障害像が悪化している場合には，悪化の理由に加えてその増悪した分についての回復の見込みを記載することが重要である．ここでも一時的な症状と永続する機能障害との鑑別が大事である．障害が軽減している場合には，等級が下がることもあり得る．小児では成長による不確実性を考慮して再認定付きで早期に手帳交付を求める場合が多いため，結果として初期の等級から大きく等級が下がる場合も少なくない．無理に等級の維持を図るべきではない．そのため，初回の診断書作成の時点から再認定の仕組みについて家族への説明が重要である．

4）他の障害の影響の排除

身障手帳の等級認定においては，当該障害区分の他の機能障害の影響を排して，当該障害の程度を考える．例えば，肢体不自由においては，意欲の低下による筋力テスト（MMT）の低評価は，実際の筋力を反映していないと考えられる．また，重度の認知機能障害がある場合も ADL 低下は肢体不自由の要素を正確に反映していない可能性が高い．逆に心臓機能障害において，脳梗塞による重度の片麻痺があると真の心臓機能による活動制限よりも低い活動能力に留まることは想像に難くない．

5）等級の合算

2 つ以上の障害が重複する場合，合計指数に応じて総合的な等級を認定することになっている（**表3**）．

肢体不自由の場合，まずは上肢，下肢の中で合算して等級を出す（例えば，肘関節 5 級＋手指 5 級＝上肢 4 級）．その次に上下肢を合算して肢体不自

表 3. 等級と指数

指　　数：7 級＝0.5	6 級＝ 1	5 級＝ 2	4 級＝4
3 級＝7	2 級＝11	1 級＝18	

合計指数：1 以上⇒6 級	2 以上⇒5 級	4 以上⇒4 級
7 以上⇒3 級	11 以上⇒2 級	18 以上⇒1 級

表 4. 1 つ下の級との合算して 1 級上がるか否か

2 級＋3 級⇒1 級, 3 級＋4 級⇒2 級	：1 級上がる
4 級＋5 級⇒4 級, 5 級＋6 級⇒5 級, 6 級＋7 級⇒6 級	：上がらない

由の等級を出す（上肢4級＋下肢3級＝肢体不自由2級）.

指数を覚えていなくても2つの級の合算は簡単である. 同じ等級を2つ合計すると1級上がる. 3級以上は1つ下と合計すると1級上がるが, 4級以下は1つ下と合計しても1級上がらない（表4）. これだけ覚えていれば多くのケースでは対応可能と思われる.

等級合算は肢体不自由以外では視覚障害における視力障害と視野障害で行われることがよくある. 音声・言語・そしゃく機能障害では, 音声・言語機能障害とそしゃく機能障害は同一疾患による同一部位における障害であることが多いため, 基本的には等級合算は行われない点は留意されたい.

診断書の読み方

1．3つの要素：「病名・病歴」,「機能障害」,「ADL 低下」

筆者が診断書を読み解く場合,「病名・病歴」,「機能障害」,「ADL 低下」の3つの要素に着目する.「6か月前に発症の脳卒中」による「重度の右片麻痺」で「食事動作は左手で自立し, 屋内移動も車椅子」のように, これら3つが矛盾なく合致すれば「右上下肢全廃」との障害認定は容易である. しかし, 中には合致しないことがあり, この場合の障害認定は容易でない. もしも特殊なケースであるならば, 相応のより詳細な状況説明が求められ

る. そうでなければ診断・検査, 基準解釈, 記載の誤りの可能性が疑われる.

障害認定は「機能障害」で認定・等級判断を行うのが原則である. 肢体不自由では MMT・他動的ROM で判断するのがスタンダードである. 次に「機能障害」と「ADL 低下」の関係を確認する. ここで機能障害に見合わない ADL 低下の時には要注意である. また,「病名・病歴」からは, ① 示された「機能障害」を生じ得る病態なのか？, ② 障害固定・永続性の判断は妥当なのか？の2点を確認する.

パーキンソン病による歩行障害の例を挙げよう.「下肢筋力は MMT 4 以上で ROM 制限はない. しかし, 歩行能力は杖がないと屋内歩行も自立していない」. この筋力・可動域だと通常は長距離歩行が可能でも不思議ではない. つまり「機能障害」と「ADL 低下」のミスマッチが生じているということになる. そこで筋力や可動域では示されない機能障害である固縮や姿勢反射障害の影響が大きいのでは？と考える.

機能障害に比して ADL 低下が著しい場合には, 示されない別の機能障害が影響している可能性を考える. ここで注意したいのが「この別の機能障害が障害認定に含むべき機能障害か否か」である. 障害認定に含むべき機能障害とは, 例えば肢体不自由における痙縮, 運動失調などである. この場合には ADL 低下をもとに総合的な機能障害の程度を考える. 一方, 肢体不自由における認知機能

障害や高次脳機能障害など，障害認定に含むべきでない機能障害の場合にはこの機能障害の影響を排除して等級判断を行う．この場合には ADL 低下はあまり参考にできず，等級判断の難易度は高めになる．どちらにせよ，その機能障害の存在・程度についても詳細な説明が必要であるため，経過・現症の欄の記載がとても重要である．記載されていない内容は読み取れないため，その時には照会をして確認する必要が出てくる．

逆に機能障害に比して ADL 低下が軽すぎる場合には，評価が適切に行われていない可能性を考える．1 つは機能障害を正確に評価できていない場合である．疼痛や認知機能障害により十分に筋力を発揮していない状況での MMT 検査が行われている場合もある．このような時には適切な検査ができているか確認が必要となる．もう 1 つは ADL が正確に評価できていない場合である．実用的でない最大瞬間的な能力を「日常的にできる」と過大評価している可能性がある．このような時には ADL を改めて確認する必要がある．

複数の機能障害を合併している（と推察される）ケースは障害像を説明するのに詳細な説明が必要である．特に認定基準に記載のない「その他の機能障害」については説明がきわめて重要である．等級判断に含めるものも含めるべきでないものも，記載されていないものは読み取れないため，記載の不備が目立つ診断書を見ると，診断書作成医が十分に患者さんを診ていない，認定基準をあまり理解していない，と感じてしまう．

2．判定機関における判定方法

筆者が等級判定を行う場合，診断書を読んで推察される障害像から導き出される等級と診断書に記載された等級意見とを比較する．ここで両者の等級が一致すればその等級で問題なしとして事務手続きが進み，早々に手帳交付に至る．もし一致しなければ何かがおかしいということになる．可能性は 2 つ挙げられる．1 つは診断書の記載内容の問題である．記載の誤りや不足により判定側が正確に障害像を推察できていない場合である．も

う 1 つは基準解釈の相違である．判定側が診断書作成医と同じ障害像を思い描くことができても，そこから導き出される等級への見解が両者で異なる場合も等級意見は一致しなくなる．

このように判定側と診断書作成医とで等級意見が一致しない場合に判定側が採る手段の 1 つが「照会」：診断書作成医への問い合わせである．診断書の記載内容の問題(説明不足，内容の矛盾など)により判定側が障害像をうまく推察できない場合，追加の説明を診断書作成医に求める．単純な記載ミスなど，適切な解釈を示すことで診断書作成医の自発的な等級意見の訂正を促すことが期待できる場合も照会する．照会の結果，見解の一致が得られれば交付の方向で事務手続きが進められる．

もう 1 つの手段が「審査部会」：地方社会福祉審議会身体障害者福祉専門分科会審査部会(名称は自治体により若干異なることがある)への諮問である．審査部会は社会福祉法および同施行令に基づいて条例等で設置される有識者会議で，各障害領域の専門医などの外部有識者を委員としている．障害像による等級判定が困難な場合のほか，基準解釈の相違などにより診断書作成医の等級意見よりも等級を低く認定すべきとの判定結果に至った場合，7 級もしくは非該当との等級意見により身障手帳を交付しない場合に審査部会への諮問が行われる．審査部会の審議は非公開で，その決議をもって等級判定における行政としての最終決定とするものである．また，審査部会で診断書作成医に照会をするよう決議されることもある．

診断書作成医と意見が一致していない場合であっても，要件を満たしていれば判定側の判断で診断書作成医の等級意見よりも高い等級に引き上げることがある．また，再認定の条件を付したり，外したり，再認定までの期間の変更を行うことも，判定側の判断で行うことがある．難病など疾患の進行により障害の増悪が見込まれる場合には，通常は再認定は付さない．なぜなら障害が増悪した時点で新しい診断書により随時の等級の変

更ができるからである.

診断書の長期保存

ひとたび行政に提出された診断書は行政文書の一部として長期にわたって保存されると考えた方が良い. そして, 保存されている診断書は自治体の情報公開条例による当事者からの請求のほか, 警察や裁判所からなど法的根拠を有する照会があれば開示されることがある. この場合, 個人情報保護法 第27条第1項の規定により本人(当事者や診断書作成医)の同意なしでの第三者提供が可能となっている. 開示された診断書は証拠として裁判所にそのまま提出されることが十分考えられる.

虚偽の内容や他の医師名を騙った診断書など不適切な診断書を作成すると取り返しのつかない事態になるおそれがある. 刑法 第160条 虚偽診断書等作成罪(法定刑は3年以下の禁錮刑又は30万円以下の罰金刑)に該当するだけでなく, 診断書がサービス利用に悪用されると刑法 第246条 詐欺罪(同10年以下の懲役刑)の要件を満たしてしまうこともある. 実際に多数の健常者へ聴覚障害2級の診断書を不適切に交付した耳鼻科医が障害年金に関する詐欺罪として懲役8年の実刑に処せられたことがある.

さいごに

診断書を作成することは医師の重要な役割であり, その診断書1枚で患者の運命を左右することもある. 身体状況を適切に診断書に表現する診断書作成スキルは, 必ずしもすべての医師において等しく備わっているわけではなく, その差によって患者が受けられる給付内容・サービスなどに差が出てしまうことは十分考えられる. 外科医に手術のスキルがないと患者が不幸になるのと同様に, 診断書作成医に診断書作成のスキルがないとこれまた患者が不幸になる. 機能障害のスペシャリストであるリハビリテーション科医は, 患者が適切な支援を受けられるように診断書作成の技術を磨いておく必要があると筆者は思う.

文　献

1) 身体障害認定基準及び認定要領~解釈と運用~新訂第5版, 中央法規出版, 2013.
   Summary 国の示す「身体障害認定基準」「身体障害認定要領」「疑義解釈」をまとめた1冊. まさに身障手帳診断書に関するバイブル.

MB Med Reha **No.301**：21-27, 2024

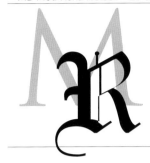

特集／リハビリテーション診療において必要な書類の知識

身体障害者診断書：各論　肢体不自由

杉原勝宣*

Abstract　身障手帳診断書・意見書を作成できるのは 15 条指定医のみである．障害名は上肢機能障害，下肢機能障害，体幹機能障害などを記載する．下肢機能と体幹機能障害の組み合わせは選べない．脳血管障害の場合は上・下肢機能障害で判断するが，失調症状などで活動制限がある場合は体幹機能障害で判断する．整形外科疾患などでは各関節の機能障害を合計して判断するが，障害等級判定は指数を単純に合計するのではなく，左右それぞれ上肢，下肢で中間指数を計算し，総合等級を決定する．障害認定の時期は症状の改善が見込めなくなった時期で，概ね 6 か月とされている．

Key words　機能障害(dysfunction)，肢体不自由(physically disabled)，身体障害者手帳(physical disability certificate)

1．はじめに

毎年約 500 万人が新たに身体障害者手帳(以下，身障手帳)を交付されているが，11 種の障害区分のうち肢体不自由の手帳が約 5 割を占める．そして身障手帳診断書・意見書を作成できるのは身体障害者福祉法　第15条第1項に規定する医師(いわゆる 15 条指定医)だけである．身体障害者福祉法による各種の福祉サービスはこの手帳の所持を前提として行われるため，障害者にとっては非常に重要である．今回，要点をまとめたので参考にしていただけると幸いである．

厚生省労働省(以下，厚労省)HP 身障手帳の項目に，身体障害者障害程度等級表(身体障害者福祉法施行規則別表第5号)[1]が示されている．このうち，肢体不自由の部分を抜粋したものを表に示す(**表1**)．また　この IIP 内で身体障害認定要領

の「第4肢体不自由」[2] p. 13〜15 に認定の概要が示されてはいるものの，具体的記載方法を示した公式マニュアルはない．ここではページの都合から脳血管障害の記載について詳しく解説し，その他，疾患別留意点(関節リウマチ，切断，パーキンソン病等)を列挙する．また，用紙の形式，記載内容や実際の運用に関しては各自治体で若干異なっているが，その場合は自治体の方法を優先していただきたい．

2．脳血管障害

1）総括表記載の留意点(図1に示した数字で解説)

①障害名

記載内容は，(1)上肢，下肢の機能障害，(2)体幹機能障害，のいずれかであるが，上肢と下肢の機能障害で判断するのを原則とする．しかしこれ

* Katsunobu SUGIHARA，〒731-3168 広島県広島市安佐南区伴南 1-39-1　広島市立病院機構広島市立リハビリテーション病院，副院長

表 1. 身体障害者障害程度等級表

級別	肢体不自由			指数
	上肢	下肢	体幹	
一級	1. 両上肢の機能を全廃したもの 2. 両上肢を手関節以上で欠くもの	1. 両下肢の機能を全廃したもの 2. 両下肢を大腿の2分の1以上で欠くもの	体幹の機能障害により座っていることができないもの	18
二級	1. 両上肢の機能の著しい障害 2. 両上肢のすべての指を欠くもの 3. 一上肢を上腕の2分の1以上で欠くもの 4. 一上肢の機能を全廃したもの	1. 両下肢の機能の著しい障害 2. 両下肢の下腿を2分の1以上で欠くもの	1. 体幹の機能障害により座位又は起立位を保つことが困難なもの 2. 体幹の機能障害により立ち上がることが困難なもの	11
三級	1. 両上肢のおや指及びひとさし指を欠くもの 2. 両上肢のおや指及びひとさし指の機能を全廃したもの 3. 一上肢の機能の著しい障害 4. 一上肢のすべての指を欠くもの 5. 一上肢のすべての指の機能を全廃したもの	1. 両下肢をショパール関節以上で欠くもの 2. 一下肢を大腿の2分の1以上で欠くもの 3. 一下肢の機能を全廃したもの	体幹の機能障害により歩行が困難なもの	7
四級	1. 両上肢のおや指を欠くもの 2. 両上肢のおや指の機能を全廃したもの 3. 一上肢の肩関節，肘関節又は手関節のうち，いずれか一関節の機能を全廃したもの 4. 一上肢のおや指及びひとさし指を欠くもの 5. 一上肢のおや指及びひとさし指の機能を全廃したもの 6. おや指又はひとさし指を含めて一上肢の三指を欠くもの 7. おや指又はひとさし指を含めて一上肢の三指の機能をを全廃したもの 8. おや指又はひとさし指を含めて一上肢の四指の機能の著しい障害	1. 両下肢のすべての指を欠くもの 2. 両下肢のすべての指の機能を全廃したもの 3. 一下肢を下腿の2分の1以上で欠くもの 4. 一下肢の機能の著しい障害 5. 一下肢の股関節又は膝関節の機能を全廃したもの 6. 一下肢が健側に比して10 cm以上又は健側の長さの10分の1以上短いもの		4
五級	1. 両上肢のおや指の機能の著しい障害 2. 一上肢の肩関節，肘関節又は手関節のうち，いずれか一関節の機能の著しい障害 3. 一上肢のおや指を欠くもの 4. 一上肢のおや指の機能を全廃したもの 5. 一上肢のおや指及びひとさし指の機能の著しい障害 6. おや指又はひとさし指を含めて一上肢の三指の機能の著しい障害	1. 一下肢の股関節又は膝関節の機能の著しい障害 2. 一下肢の足関節の機能を全廃したもの 3. 一下肢が健側に比して5 cm以上又は健側の長さの15分の1以上短いもの	体幹の機能の著しい障害	2
六級	1. 一上肢のおや指の機能の著しい障害 2. ひとさし指を含めて一上肢の二指を欠くもの 3. ひとさし指を含めて一上肢の二指の機能を全廃したもの	1. 一下肢をリスフラン関節以上で欠くもの 2. 一下肢の足関節の機能の著しい障害		1
七級	1. 一上肢の機能の軽度の障害 2. 一上肢の肩関節，肘関節又は手関節のうち，いずれか一関節の機能の軽度の障害 3. 一上肢の手指の機能の軽度の障害 4. ひとさし指を含めて一上肢の二指の機能の著しい障害 5. 一上肢のなか指，くすり指及び小指を欠くもの 6. 一上肢のなか指，くすり指及び小指の機能を全廃したもの	1. 両下肢のすべての指の機能の著しい障害 2. 一下肢の機能の軽度の障害 3. 一下肢の股関節，膝関節又は足関節のうち，いずれか一関節の機能の軽度の障害 4. 一下肢のすべての指を欠くもの 5. 一下肢のすべての指の機能を全廃したもの 6. 一下肢が健側に比して3 cm以上又は健側の長さの20分の1以上短いもの		0.5

※1. 2つ以上の障害が重複する場合の障害等級は，原則として重複する障害の合計指数に応じた等級になります．ただし，本表中に指定されているものは除きます．
 2. 「指を欠くもの」とは，おや指については指骨間関節，その他の指については第一指骨間関節以上を欠くものをいいます．
 3. 「指の機能障害」とは，中手指関節以下の障害をいい，おや指については，対抗運動障害をも含むものとします．
 4. 上肢又は下肢欠損の断端の長さは，実用上（上腕においては腋窩より，大腿においては坐骨結節の高さより計測したもの）をもって計測したものをいいます．
 5. 7級の障害は，1つのみでは手帳は交付されません．

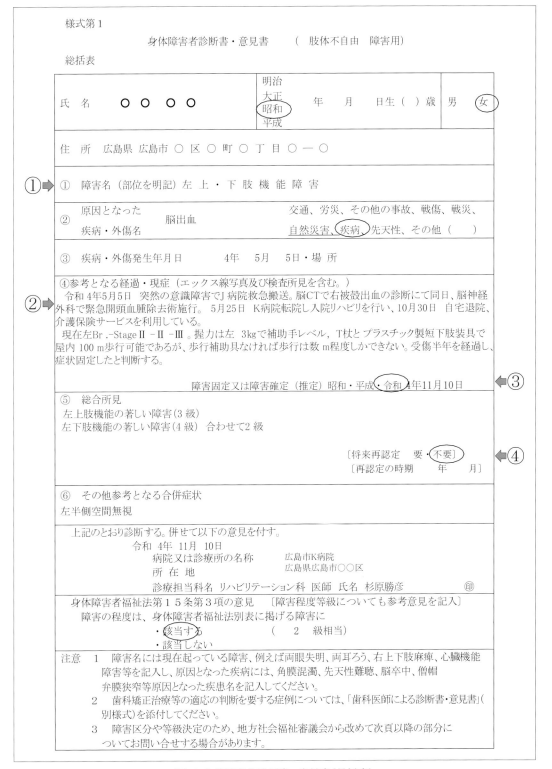

様式第1

身体障害者診断書・意見書 　（ 肢体不自由　障害用）

総括表

| 氏　名　　○　○　○　○ | 明治
大正
昭和
平成　　年　月　日生（　）歳　男　女 |

住　所　広島県 広島市 ○ 区 ○ 町 ○ 丁目 ○ ― ○

① ①　障害名（部位を明記）左 上 ・ 下 肢 機 能 障 害

② 原因となった
　　　脳出血
疾病・外傷名　　　　　　　　交通、労災、その他の事故、戦傷、戦災、
　　　　　　　　　　　　　　自然災害、疾病、先天性、その他（　　）

③　疾病・外傷発生年月日　　　4年　5月　5日・場 所

②④参考となる経過・現症（エックス線写真及び検査所見を含む。）
　令和4年5月5日　突然の意識障害でJ病院救急搬送。脳CTで右被殻出血の診断にて同日、脳神経外科で緊急開頭血腫除去術施行。 5月25日　K病院転院し入院リハビリを行い、10月30日　自宅退院、介護保険サービスを利用している。
　現在左Br.-StageⅡ-Ⅱ-Ⅲ。握力は左 3kgで補助手レベル、T杖とプラスチック製短下肢装具で屋内100m歩行可能であるが、歩行補助具なければ歩行は数m程度しかできない。受傷半年を経過し、症状固定したと判断する。

　　　　　　　　障害固定又は障害確定（推定）昭和・平成・令和 4年11月10日　　③

⑤　総合所見
左上肢機能の著しい障害(3級)
左下肢機能の著しい障害(4級) 合わせて2級

　　　　　　　　　　　　　　　　　　　〔将来再認定　要・不要〕　　④
　　　　　　　　　　　　　　　　　　　〔再認定の時期　　年　　月〕

⑥　その他参考となる合併症状
左半側空間無視

上記のとおり診断する。併せて以下の意見を付す。
　　　　　　令和 4年 11月 10日
　　　　　　病院又は診療所の名称　　　広島市K病院
　　　　　　所 在 地　　　　　　　　広島県広島市○○区
　　　　　　診療担当科名 リハビリテーション科 医師 氏名 杉原勝彦　　　　㊞

身体障害者福祉法第15条第3項の意見　〔障害程度等級についても参考意見を記入〕
　　障害の程度は、身体障害者福祉法別表に掲げる障害に
　　　　　　　・該当する　　　　　（　2　級相当）
　　　　　　　・該当しない

注意　1　障害名には現在起っている障害、例えば両眼失明、両耳ろう、右上下肢麻痺、心臓機能
　　　　　障害等を記入し、原因となった疾病には、角膜混濁、先天性難聴、脳卒中、僧帽
　　　　　弁膜狭窄等原因となった疾患名を記入してください。
　　　2　歯科矯正治療等の適応の判断を要する症例については、「歯科医師による診断書・意見書」(
　　　　　別様式)を添付してください。
　　　3　障害区分や等級決定のため、地方社会福祉審議会から改めて次頁以降の部分に
　　　　　ついてお問い合せする場合があります。

図 1. 身体障害者診断書・意見書(総括表)

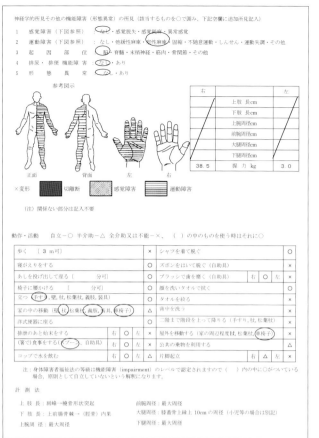

図2. 身体障害者診断書・意見書（肢体不自由の状況及び所見）

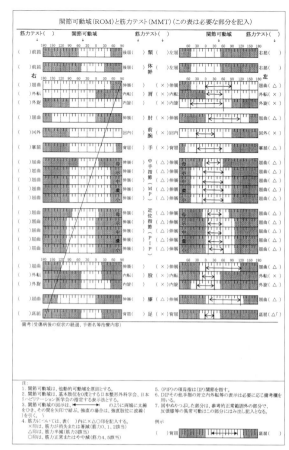

図3. 身体障害者診断書・意見書（関節可動域と筋力テスト）

では判断が困難な場合（例；失調症状など）には，活動制限（歩行能力，座位保持状況などの ADL）によって，すなわち体幹機能障害で判断する．体幹機能障害には下肢機能障害が含まれるので両障害を並列できない決まりとなっている．

② 参考となる経過・現症

障害認定に関係のある病歴に関し，障害が固定するに至るまでの経過を簡潔に記載する．上肢・下肢の麻痺を徒手筋力テスト（以下筋力テスト MMT）や Brunnstrom stage で表記することが望ましい．歩行については杖や補装具を使わない状態での能力を記載すれば良いが，使った場合の能力であればそれを明記しなければ不利に判断される可能性がある．

③ 障害固定日

厚労省は一律に定められないとしているが，一定の目安として受傷後または術後 6 か月が広く運用されている．年齢的に回復が見込めない場合や，損傷程度から重度で回復が見込めない場合については，特別に 3 か月程度で判断を認めている自治体もある．

④ 総合所見

2 つ以上の障害が重複する場合の障害等級は，重複する障害の合計指数を計算し認定する．今回のケースでは，左上肢の著しい障害（3 級，指数 7 点），左下肢の著しい障害（4 級，指数 4 点）に相当し，上肢と下肢の指数合計 11 点で（**表 2** より）2 級となるので，2 級相当に該当するとして記載する．一般に身障手帳は障害が固定してから申請するものであるが，介護保険非対象の若年者が，障害福祉サービス（機能訓練を受ける，障害者支援施設に入所するなど）を利用する際には制度上，身障

表 2. 合計指数と認定等級

合計指数	認定等級
18 点以上	1 級
11〜17	2 級
7〜10	3 級
4〜6	4 級
2〜3	5 級
1	6 級

（文献 2 より引用）

表 3. 障害等級と指数

障害等級	指数
1 級	18
2 級	11
3 級	7
4 級	4
5 級	2
6 級	1
7 級	0.5

（文献 2 より引用）

手帳が必要なため，将来再認定 要(1 年後)として早期申請可とされている．その場合，将来の回復を見込んで，現在の障害の等級を低めに記載しておくことをお勧めする．再認定時に等級が下がった場合，今まで受けていたサービスが受けられなくなる可能性があるからである．

2）肢体不自由の状況および所見（図 2）

上下肢の長さや周径を記載する部分は，健側や必要のない部分は斜線で良い．動作・活動は( )から選ぶものがない場合は，補装具などを使用しない場合を記載する．ここでは介助がいるかどうかを問うている．

3）関節可動域（ROM）と筋力テスト（MMT）（図 3）

意識障害があるため筋力評価不能，と記載されることをよく見かける．しかし例えば片麻痺の場合，腱反射，筋萎縮による四肢周径の左右差や，普段の体動の様子などで筋力低下を推測し，MMT は△とするなど，記載する努力をして欲しい．

3．関節リウマチ

関節リウマチでは，各関節ごとで障害を評価する．骨破壊が進行した例で手指の ROM が記載困難な場合，文字で表現したり(例，スワンネック変形)，X 線写真を添付することも可である．

各関節で評価する場合，ROM もしくは MMT のどちらかが当てはまれば良い．ROM であれば原則，すべての可動域で当てはまる必要があり，MMT はすべての運動方向の平均で小数点以下は四捨五入して考える．可動域も筋力もともに障害がある場合は，総合的に判断する．合計指数は，等級別指数表により各々の障害の該当する等級の指数を合計したものとする(表 3)．具体例として表 4 を示す．各関節の ROM と MMT から各関節の等級をつけ，右の上肢・下肢と，左の上肢・下肢でそれぞれ指数を出し，表 3 から中間等級に応じた指数を再度，両上肢と両下肢で合算し，総合等級 1 級をつけている．

4．切　断

切断の場合，術直後に診断してよい．機能障害の所見を記載する表は，上肢や下肢の長さや周径を記載する体裁になってはいるが，切断側の大腿長や下腿長が健側の1/2 より短いかどうかは，ここを記載しても判断できないので診断書の現症欄，もしくは参考図示の人体図横の隙間に記載して欲しい．なお，下腿切断に関しては切断を短縮と捉えれば，健側の1/10 以上の短縮や，10 cm 以上の短縮があれば，下腿1/2 以上の切断でなくても 4 級相当となる(表 1)．さらに，手指の切断で認定の対象になる部位は，母指では指節間関節(IP関節)以上，他の指では近位指節骨間関節(PIP関節)以上であり，さらに損傷した指によって等級も変わる(表 1)．

表 4. 関節リウマチの場合の障害等級認定方法

	障害部位	右側 ROM, MMT	等級		中間等級	左側 ROM, MMT	等級		中間等級	両側等級	総合等級
上肢	肩関節	ROM 20° MMT ×	4		2 (11)	ROM 10〜30° MMT ×	4		2 (11)	1 (18)	
	肘関節	ROM 40° MMT △	5			ROM 20° MMT △	5				
	手関節	ROM 0° MMT ×	4	3		ROM 0° MMT ×	4	3			1 (29)
	手指	握力 2 kg	4			握力 1 kg	4				
下肢	股関節	ROM 10〜30° MMT ×	4		3 (7)	ROM 10〜20° MMT ×	4		3 (7)	2 (11)	
	膝関節	ROM 10° MMT ×	4			ROM 15° MMT ×	4				
	足関節	ROM 0° MMT ×	5			ROM 0° MMT ×	5				

( )内は指数
(文献 3 より引用)

5．パーキンソン病

服薬によって状態が変化する障害の場合，原則として服薬でコントロールされている状態で判定する．1日の大半においてコントロール不能の状態が永続する場合は認定の対象になる．

6．腰部脊柱管狭窄症

間欠性跛行は永続する障害とはみなされない．一般に痛みでの歩行困難は対象にならない．ただし廃用で筋力低下が生じれば対象となる．どの疾病，外傷でもそうであるが，歩行能力だけで等級判定はできないことを留意していただきたい．

7．人工関節置換術後

以前は人工関節置換＝関節機能全廃（4級）とされていたが，平成26年4月1日以降，股関節・膝関節または足関節の人工関節置換術後，経過の安定した時点での関節の状態に応じて認定することに変更された（注：法律変更前の等級は保護される）．

8．乳幼児に関わる障害認定について

障害認定が可能になるのは概ね3歳以降とされている．切断，先天性肢体欠損・異常，重度心身障害児などで障害が明らかなものについては3歳未満でも認定が可能である．

9．両下肢麻痺

両下肢の著しい障害は2級とされているが，軽度の障害は設定されていない．両下肢麻痺の場合は歩行距離や起立保持能力を参考に3〜4級の認定もあり得る．

その他 留意点として，① 記載依頼があった場合，すでに肢体不自由の手帳を所持しているかどうかを本人もしくは家族に確認する必要がある．以前の身障手帳との整合性を役所から確認されることがある．② 肢体不自由の身障手帳は，身体障害者の自立と社会経済活動への参加の促進を謳った身体障害者福祉法の理念から交付されるものであり，加齢による機能低下は障害ではない．しかし加齢のみを理由に身障手帳を交付しないことは適当ではない．③ 知的障害や高次脳機能障害のために歩行や日常生活動作ができないのであれば，療育手帳や精神障害者手帳が対象である．

日本リハビリテーション医学会HPには会員専用ページではあるが各種資料のところに障害保健福祉委員会が作成した「身体障害者診断書・意見書作成の手引き」[4]があり，これも参考にしていた

だきたい．また，困った時は地元の身体障害者更生相談所に相談されることをおすすめする．

文　献

1）身体障害者障害程度等級表．（2024年1月10日引用）
〔https://www.mhlw.go.jp/content/0000172197.pdf〕
2）厚生労働省HP　身体障害認定要領．（2024年1月10日引用）
〔https://www.mhlw.go.jp/stf/seisakunitsuite/bunya/hukushi_kaigo/shougaishahukushi/shougaishatechou/index.html〕
3）広島市健康福祉局障害福祉課　第5班，身体障害者手帳診断書記載マニュアル（肢体不自由用），69，令和3年2月発行．
4）日本リハビリテーション医学会　障害保健福祉委員会：身体障害者診断書・意見書作成の手引き（聴覚・平衡・音声・言語・咀嚼・肢体・心臓・呼吸器）2015年度版．（2024年1月10日引用）
〔https://member-new.jarm.or.jp/mypage/download.php〕

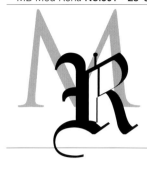

MB Med Reha **No.301**：28-33, 2024

特集／リハビリテーション診療において必要な書類の知識

身体障害者診断書：各論　言語機能障害

横井　剛*

Abstract　リハビリテーション診療において，言語機能障害の身体障害者診断書を書く機会は比較的多いと思われる．しかし，肢体不自由の診断書と比較し，失語症などの言語機能障害の診断書をどのように書けばよいのかということを具体的に教わる機会は少ない．今回，言語機能障害の診断書について解説をするが，重要なのは発症からの経過，障害の固定の判断，障害の程度，そして日常生活が制限を受けていることをきちんと記載することである．特に日常生活の障害に関しては，家庭内，家庭周辺でのコミュニケーションの状態が重視され，等級判定にも大きく影響するので，このことを十分理解したうえで記載することが必要である．

Key words　身体障害者手帳(physical disability certificate)，言語障害(speech disorder)，失語症(aphasia)

はじめに

リハビリテーション診療において，言語機能障害の診断書を依頼される機会は比較的多いものと思われる．しかし言語機能障害の診断書では肢体不自由の診断書と比較し，何をどのように書けばよいのかということを具体的に教わる機会は少ないのが現状で，いざ診断書を記載する時に迷うことも少なくないと思われる．本稿では身体障害者診断書の言語機能障害について具体的な書き方と書くべきポイントについて解説する．

言語機能障害について

身体障害者認定要領において言語機能障害は，「喉頭レベル以上の構音器官(口唇，舌，下顎，口蓋等)における発音(構音)にかかわる能力と，音声言語(話しことば)の理解(意味把握)と表出(意味生成)にかかわる能力」の障害とされている．前者の障害は構音障害，後者の障害は失語症であり，これらが言語機能障害として認定される．一方，認知症や知的障害(明らかな構音障害や失語症がない場合)などで意思疎通ができない状態では身体障害者認定要領においては言語機能障害として認定することでは適当ではないとされており，診断書作成の際には注意が必要である．

障害の種別と診断書・意見書について

言語機能障害の診断書・意見書は全障害共通の総括表(**図1**)に加え，「聴覚・平衡・音声・言語又はそしゃくの機能障害の状態及び所見」という用

* Tsuyoshi YOKOI, 〒 222-0035 神奈川県横浜市港北区鳥山町 1770　横浜市総合リハビリテーションセンターリハビリテーション科

表 1. 言語機能障害における等級判定の基準

	認定基準の原則	障害程度の定義	等級判定の基準
3 級	家庭内での日常生活活動が著しく障害される	音声言語による意思疎通ができないもの	家庭において，家族または肉親との会話の用をなさない
4 級	家庭周辺での日常生活が著しく障害される	音声言語のみを用いて意思を疎通するのが困難なもの	家族または肉親との会話は可能であるが，家庭周辺において他人には殆ど用をなさない
障害非該当	社会での日常生活が著しく障害される		日常の会話が可能であるが不明瞭で不便がある

（文献 1 より一部改変）

表 2. 障害等級と日常生活におけるコミュニケーション活動の具体的状況例

等級	具体的状況例
3 級	• 本人や家族の名前が言えない，わからない． • 住所が言えない，わからない． • 日付，時間が言えない，わからない． • 欲しい物品を要求できない． • 日常生活動作に関する訴えができないか指示がわからない．
4 級	• 問診の質問が理解できない，または病状を説明できない． • 治療上の指示を理解できない，または治療上のことを質問できない． • 訪問者の要件が理解できない，または要件を家族に伝えられない． • 電話での話がわからない，または電話の応答ができない． • 道順を尋ねられない，または尋ねても理解できない．

（文献 1 より一部改変）

紙があり，その用紙の所定欄に障害についてより詳細な状態及び所見を記入する（図 2）．

等級判定の基準と，複数の障害がある場合の指数の合算について

言語機能障害において，等級は言語機能の喪失が 3 級，機能の著しい障害が 4 級となっておりその認定基準の原則は家庭内（肉親，または家族間），もしくは家庭周辺（家族外）でのコミュニケーションがどの程度できるかということにより判断される．また失語症があって会話に不便がある場合でも日常会話が可能なレベルであれば障害非該当となる（表 1）．

家庭内，家庭周辺での 3 級，4 級の具体的な例としては，表 2 のようなものが挙げられており，実際の等級認定にはこれを参考にすることが望ましい．

また一般に複数の障害が重複する場合，障害等級に決められた指数を合計してそれにより障害等級が認定される．例えば「右上肢機能障害」3 級＋「言語機能障害」4 級であれば合算して障害等級は 2 級，「左上肢機能障害」7 級＋「左下肢機能障害」7 級であれば合算した障害等級は 6 級，となる．しかし，「音声機能，言語機能またはそしゃく機能の障害」の重複においては上記のような合算をすることができない．例えば「そしゃく機能障害」3 級＋「言語機能障害」4 級という場合では合算して 2 級ではなく，2 つの中で重度の障害をとって 3 級として認定される．特に脳血管障害による嚥下障害，失語症が重複した症例では間違いやすいので注意が必要である．

診断書記載のポイント

ここからは具体的な診断書の記載について項目別に解説する.

1．総括表（図1）
① 障害名

本稿で対象となるのは「言語機能障害」であり，まずこれを記載することが必要である．そしてそれに加えて，その内容（失語症，構音障害）なども記載する.

② 原因となった疾病・外傷名

上記障害の直接の原因となった疾病名を記載する.

③ 疾病・外傷発生年月日

発症日を記入するが，正確にわからない場合などはその疾病で最初に医療機関を受診した日付や，推定される時期（○○年頃，○○年△月頃）などを記載する.

④ 参考となる経過・現症

発症からの治療や臨床経過による症状の変化の有無，そして病巣部位などを簡潔に記載する．特に障害認定においては，機能障害が永続する（将来回復する可能性が極めて少ない）と見込まれるということが重要であるので，それを意識して記載することが必要である．現症については「聴覚・平衡・音声・言語又はそしゃくの機能障害の状況及び所見」の「3「音声・言語機能障害」の状態及び所見」（図2-b）に詳細に記載することで省略が可能である．また障害固定又は障害確定の欄は必ず記入する.

⑤ 総合所見

参考になる経過・現症，もしくは個別の所見欄に書かれた現症の事項を総合して，その総合的能力が生活上のコミュニケーション活動をどのように制限しているかを記載する．つまり機能障害により，日常生活がどの程度制限を受けているかを記載する．特に言語機能障害における等級判定の基準は前頁で述べたように，家庭内あるいは家庭周辺でどの程度のコミュニケーションができるか

ということであるので，これについて記載することが必要である.

またこの欄には将来再認定の項目があるので，再認定の要・不要，そして再認定が必要な場合はその時期も記入することも必要である.

⑥ その他参考となる合併症状

他に障害認定上参考となる症状がある場合に記載する．例えば他の障害がある場合（例：右片麻痺，嚥下障害など）や，診断書の内容や等級に影響のあるもの（例：聴力低下，知的障害など）について記載すれば良く，特になければ空欄でかまわない.

⑦ 等級意見

診断書の記載においては，必ず障害の程度が等級に該当するか否かについて記載しなければならない．また自治体によっても異なるが，等級に該当する場合は等級程度についての参考意見も合わせて記載することが望ましい.

2．聴覚・平衡・音声・言語又はそしゃく機能障害の状態及び所見（図2）

自治体により書式に差があり，家庭内あるいは家庭周辺でどの程度のコミュニケーションができるのか，具体的な状況について選択式で記載する形式もあれば，自由記載の形式もある．ここでは自由記載の場合にどのようなことを書けば良いかを示す（図2-b）.

失語症であれば言語理解や言語表出について単語レベル・短文レベル・複雑な文などの視点で分けて記載するなどして，障害の程度がわかるようにするのが望ましい．また構音障害であれば会話明瞭度などを記載するのが良い．さらにSLTA（標準失語症検査）などの検査所見も必要に応じて簡潔に記載することもある．そして重要なのは日常生活におけるコミュニケーション活動（表2）で示したような具体例を交えて等級認定の参考となるように記載することである.

診断書記載の具体例

以上のポイントを考慮した具体例を図1，図2

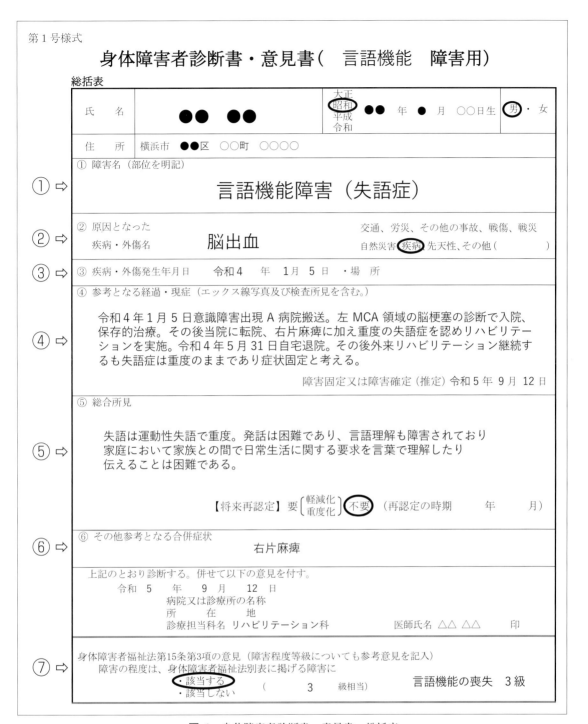

第1号様式

身体障害者診断書・意見書（　言語機能　障害用）

総括表

氏　名	●● ●●	大正 昭和 平成 令和 ●● 年 ● 月 ○○日生	男・女

住　所	横浜市 ●●区 ○○町 ○○○○

① ⇒ ① 障害名（部位を明記）

言語機能障害（失語症）

② ⇒ ② 原因となった 疾病・外傷名　　脳出血　　交通、労災、その他の事故、戦傷、戦災 自然災害、疾病、先天性、その他（　　　　　）

③ ⇒ ③ 疾病・外傷発生年月日　　令和4　年　1月　5 日　・場　所

④ ⇒ ④ 参考となる経過・現症（エックス線写真及び検査所見を含む。）

令和4年1月5日意識障害出現A病院搬送。左MCA領域の脳梗塞の診断で入院、保存的治療。その後当院に転院、右片麻痺に加え重度の失語症を認めリハビリテーションを実施。令和4年5月31日自宅退院。その後外来リハビリテーション継続するも失語症は重度のままであり症状固定と考える。

障害固定又は障害確定（推定）令和5年 9月 12日

⑤ ⇒ ⑤ 総合所見

失語は運動性失語で重度。発話は困難であり、言語理解も障害されており家庭において家族との間で日常生活に関する要求を言葉で理解したり伝えることは困難である。

【将来再認定】要［軽減化 重度化］不要 （再認定の時期　　　年　　　月）

⑥ ⇒ ⑥ その他参考となる合併症状

右片麻痺

上記のとおり診断する。併せて以下の意見を付す。
令和 5　年　9月　12 日
病院又は診療所の名称
所　在　地
診療担当科名 リハビリテーション科　　　医師氏名 △△ △△　　　印

⑦ ⇒ 身体障害者福祉法第15条第3項の意見（障害程度等級についても参考意見を記入）
障害の程度は、身体障害者福祉法別表に掲げる障害に
・該当する　　　　　（　　3　　　級相当）　　言語機能の喪失　3級
・該当しない

図 1. 身体障害者診断書・意見書　総括表

に示す．各自治体によって診断書の様式が異なるが，重要なのは障害の固定の判断，障害の程度，そして日常生活が制限を受けていることをきちんと記載することである．特に言語機能障害では障害程度の認定に日常的コミュニケーション能力の程度が重要であるので，家庭内，もしくは家庭周辺でのコミュニケーション活動について忘れずに記載する必要がある．

おわりに

言語機能障害における身体障害者認定に関して解説した．今回は言語機能障害の中でも失語症を

身 体 障 害 者 診 断 書

聴覚・平衡・音声・言語又はそしゃくの機能障害の状態及び所見　　　氏名

〔はじめに〕（認定要領を参照のこと）
　　この診断書においては、以下の４つの障害区分のうち、認定を受けようとする障害について、
□にレを入れて選択し、その障害に関する「状態及び所見」について記載すること。
　　□　聴　覚　障　害　　→　『1「聴覚障害」の状態及び所見』に記載すること
　　□　平　衡　機　能　障　害　　→　『2「平衡機能障害」の状態及び所見』に記載すること
　　☑　音声・言語機能障害　　→　『3「音声・言語機能障害」の状態及び所見』に記載すること
　　□　そしゃく機能障害　　→　『4「そしゃく機能障害」の状態及び所見』に記載すること
　　なお、音声機能障害、言語機能障害及びそしゃく機能障害が重複する場合については、各々について障害認定することは可能であるが、等級はその中の最重度の等級をもって決定する旨、留意すること（各々の障害の合計指数をもって等級決定することはしない）。

1　「聴覚障害」の状態及び所見

（1）　聴力（会話音域の平均聴力レベル）

右	dB
左	dB

（2）　障害の種類

伝　音　性　難　聴
感　音　性　難　聴
混　合　性　難　聴

（3）　鼓膜の状態

（右）　　　　　（左）

（4）　聴力検査の結果

　ア　純音による検査
　　　オージオメータの型式＿＿＿＿＿＿＿

（5）　身体障害者手帳（聴覚障害）の所持状況
　　　　※2級と診断する場合、記載すること。

　　　　　　　有　・　無

　　（注）「無」の場合は聴性脳幹反応等の他覚的検査又は
　　　　　それに相当する検査を実施し、その結果（実施した
　　　　　検査方法及び検査所見）を記載し、記録データの
　　　　　コピー等を添付すること。

　イ　語音による検査

最良（高）語音明瞭度

右	%
（　　　　dBにおいて）	
左	%
（　　　　dBにおいて）	

図 2-a. 身体障害者診断書　聴覚・平衡・音声・言語又はそしゃくの機能障害の状態及び所見

中心に解説したが，構音障害についても現症の記載が少し異なる程度で，等級判定の基準や書くべきポイントに大きな違いはない．いずれにせよ身体障害者認定における診断書・意見書を障害状況に合わせて正しく記載することは障害者の方への支援に関わるリハビリテーション科医として重要なことであり，今回の内容が参考になれば幸いである．

2　「平衡機能障害」の状態及び所見

3　「音声・言語機能障害」の状態及び所見

⑧⇨

言語理解は単語レベルで一部可能なこともあるが、文レベルでは困難。
言語表出は「はい」のみで、それ以外意味のある発語は困難で自分の名前も言うことができない。
日常生活については具体的要求なども家族に伝えることはできず。簡単な指示も理解できないため、家庭内でも会話で意思疎通をすることができない。

4　「そしゃく機能障害」の状態及び所見

（1）　障害の程度及び検査所見
　　　下の「該当する障害」の□にレを入れ、さらに①又は②の該当する□にレ又は（　）内に必要事項を記述すること。

「該当する障害」
{
□　そしゃく・嚥下機能の障害
→「① そしゃく・嚥下機能の障害」に記載すること。
□　咬合異常によるそしゃく機能の障害
→「② 咬合異常によるそしゃく機能の障害」に記載すること。
}

①　そしゃく・嚥下機能の障害
　a　障害の程度
　　□　経口的に食物等を摂取できないため、経管栄養を行っている。
　　□　経口摂取のみでは十分に栄養摂取ができないため、経管栄養を併用している。
　　□　経口摂取のみで栄養摂取ができるが、誤嚥の危険が大きく摂取できる食物の内容・摂取方法に著しい制限がある。
　　□　その他

　b　参考となる検査所見
　ア　各器官の一般的検査

〈参考〉各器官の観察点
・口唇・下顎：運動能力、不随意運動の有無、反射異常ないしは病的反射
・　舌　：形状、運動能力、反射異常
・軟　口　蓋：挙上運動、反射異常
・　声　帯　：内外転運動、梨状窩の唾液貯溜

図 2-b. 身体障害者診断書　聴覚・平衡・音声・言語又はそしゃくの機能障害の状態及び所見

文　献

1）身体障害認定基準及び認定要領 解釈と運用 新訂第五版. 中央法規出版. 2019.
　　Summary　身体障害者認定基準，身体障害者認定要領，その他の身体障害認定の取り扱いを定めた法令・通知などを障害別にまとめており，認定事務の基本となる書籍.

Monthly Book
MEDICAL REHABILITATION

好評
No.276
2022年7月
増刊号

回復期
リハビリテーション病棟 における
疾患・障害管理 のコツ Q&A
―困ること, 対処法―

編集企画　西広島リハビリテーション病院院長　**岡本隆嗣**

B5判　228頁　定価 5,500円（本体 5,000円＋税）

学ぶべきこと、対応すべきことが多岐にわたる回復期リハビリテーション病棟で遭遇する様々な疾患・障害の管理や対応方法を 1 冊にまとめました！回復期リハビリテーション病棟での現場において、今後のための入門書として、今までの復習として、ぜひお役立てください！

目次 ◆◆◆◆

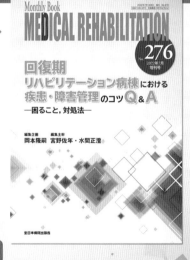

<table>
<tr><td><疾患管理></td><td><障害管理></td></tr>
<tr><td>脳疾患の管理</td><td>歩行障害の管理</td></tr>
<tr><td>糖尿病の管理</td><td>嚥下障害の対応</td></tr>
<tr><td>血圧の管理</td><td>肩手症候群の対応</td></tr>
<tr><td>脂質異常症の管理</td><td>痙縮への対応</td></tr>
<tr><td>心疾患の管理</td><td>しびれ・疼痛への対応</td></tr>
<tr><td>呼吸器疾患の管理</td><td>高次脳機能障害の対応</td></tr>
<tr><td>腎疾患の管理</td><td>排尿障害の対応</td></tr>
<tr><td>DVT の管理</td><td>排便障害の対応</td></tr>
<tr><td>脳卒中後の大腿骨骨折の管理</td><td><その他></td></tr>
<tr><td>変形性膝関節症の管理</td><td>病棟管理</td></tr>
<tr><td>骨粗鬆症の管理</td><td></td></tr>
<tr><td>栄養・食事管理</td><td></td></tr>
<tr><td>薬剤管理</td><td></td></tr>
<tr><td>体温管理</td><td></td></tr>
<tr><td>精神症状の管理</td><td></td></tr>
</table>

24 の疾患・障害に関する 40 項目のギモンにお答えしています！

 全日本病院出版会　〒113-0033 東京都文京区本郷 3-16-4　Tel:03-5689-5989
www.zenniti.com　Fax:03-5689-8030

MB Med Reha **No.301**：35-43, 2024

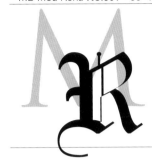

特集／リハビリテーション診療において必要な書類の知識

年金診断書：肢体不自由

池田篤志*

Abstract　年金診断書は医師であれば誰でも記載することが可能であるが，日本年金機構からの依頼を受けた認定医による書類審査のみで障害等級が決定される．年金診断書は障害の程度が何級相当にあたるか記載する欄はないため，診断書を記載する医師は，障害等級認定基準，併合等認定基準を理解し，審査する認定医に該当する障害が伝わるよう，ポイントを押さえた診断書を記載することが重要である．肢体の障害用の障害年金の診断書は，上肢の障害，下肢の障害，体幹・脊柱の機能障害，肢体の機能の障害に加え，平衡機能の障害についての内容も含まれている．変形障害などに関しては，障害として認められる一定の基準がある．また，脳・脊髄疾患等のように肢体の障害が上肢および下肢などの広範囲にわたる障害の場合は，肢体の機能の障害として認定するといったように障害判定に一定の決まりがある．今回，一般的な診断書記載の注意事項に含め，このようなポイントについても提示した．

Key words　障害年金（Disability pension），診断書（medical certificate），肢体の障害（disability of the limbs and trunk, body）

はじめに

障害の程度が障害等級に定める1級または2級の場合は障害基礎年金と障害厚生年金が，3級の場合は障害厚生年金のみを受け取ることができる．それ以下の障害で基準を満たせば厚生年金の障害手当金のみを受け取ることができる．子や配偶者があれば，1級または2級の場合，国民年金からは子の加算が，厚生年金からは配偶者の加給年金が加算される．障害を負って働けなくなった人にとっては，これらの年金受給は生きていくための重要な経済的支援となる．

年金診断書は医師であれば誰でも記載することが可能であるが，審査は日本年金機構からの依頼を受けた認定医により行われ，年金診断書と障害者本人が提出する「病歴・就労状況等申立書」による書類審査のみで行われるため，間違いのない障害等級の結果を得るには，この年金診断書の記載内容が非常に重要となる．肢体の障害用の障害年金の実際の診断書を**図1**に示す．

肢体の障害

年金診断書は障害の程度が何級相当にあたるか記載する欄はない．したがって，診断書を記載する医師は，障害等級認定基準，併合等認定基準を理解し，審査する認定医に該当する障害が伝わるよう，ポイントを押さえた診断書を記載することが重要である．逆に，障害の程度および状態に無関係な欄は記載する必要はなく，斜線で消すことになっている．

肢体の障害に関しては，上肢の障害，下肢の障害，体幹・脊柱の機能障害，肢体の機能の障害に分けられる．脳性麻痺，脳血管障害，脊髄性小児麻痺・脊髄損傷などの脊髄の器質障害，進行性筋

* Atsushi IKEDA, 〒716-1241 岡山県加賀郡吉備中央町吉川7511　吉備高原医療リハビリテーションセンターリハビリテーション科，第二リハビリテーション科部長

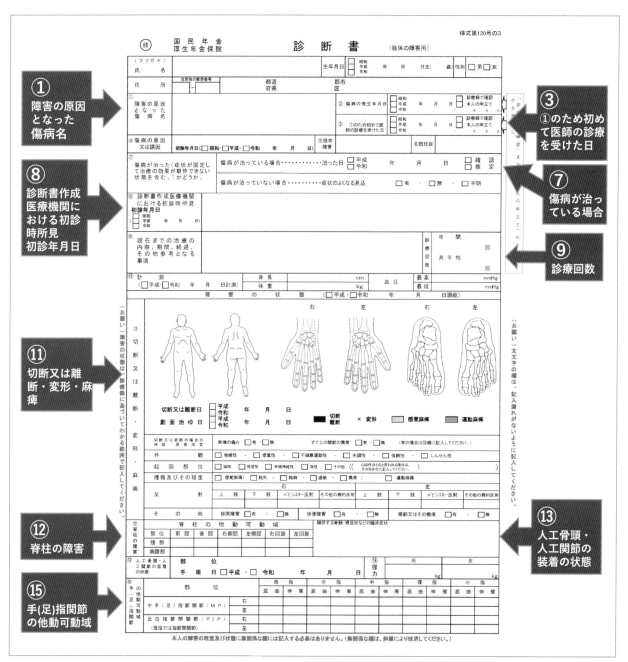

図 1. 肢体の障害用診断書

（https://view.officeapps.live.com/op/view.aspx?
src=https%3A%2F%2Fwww.nenkin.go.jp より引用）

ジストロフィーなどのように肢体の障害が上肢および下肢などの広範囲にわたる障害の場合は，上肢の障害，下肢の障害，体幹・脊柱の機能の障害に示したそれぞれの認定基準と認定要領によらず，肢体の機能の障害として認定する．

平衡機能の障害は，肢体の障害とは別の扱いであるが，その原因が内耳性のもののみならず，脳性のものも含まれ，肢体の障害用診断書の ⑱ 欄にも平衡機能を記入するところがある．

上肢の障害，下肢の障害，体幹・脊柱の機能障

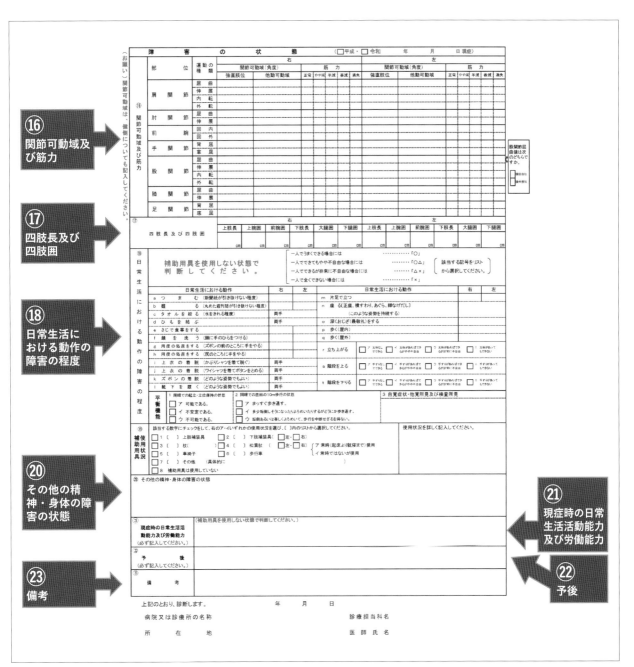

⑯ 関節可動域及び筋力

⑰ 四肢長及び四肢囲

⑱ 日常生活における動作の障害の程度

⑳ その他の精神・身体の障害の状態

㉑ 現症時の日常生活活動能力及び労働能力

㉒ 予後

㉓ 備考

図 1 のつづき. 肢体の障害用診断書

(https://view.officeapps.live.com/op/view.aspx?
src=https%3A%2F%2Fwww.nenkin.go.jp より引用)

害,肢体の機能の障害,平衡機能の障害のみをまとめた併合判定参考表を**表1**に示す.2つ以上の障害を含む,各障害の認定基準に記載されていないものは太字で示してある.逆に併合判定参考表に記載のない上肢の障害の認定基準を**表2**に,肢体の機能の障害の認定基準の例を**表3**に示す.「傷病が治らないもの」については,障害手当金に該当する障害でも3級に該当する.この他にも各種障害の認定基準や併合判定参考表には記載がない等級決定の要素があり,可能な範囲で後述の診断

表 1. 併合判定参考表

障害の程度	番号	区分	障害の状態
1級	1号	3	**両上肢を肘関節以上で欠くもの（上肢の障害）**
		4	両上肢の機能に著しい障害 注1)を有するもの〔両上肢の用を全く廃したもの〕（上肢の障害）
		5	**両下肢を膝関節以上で欠くもの（下肢の障害）**
		6	両下肢の機能に著しい障害 注1)を有するもの〔両下肢の用を全く廃したもの〕（下肢の障害）
		7	体幹の機能に座っていることができない程度 注8)又は立ち上がることができない程度 注9)の障害を有するもの（体幹・脊柱の機能障害）
		8	身体の機能の障害又は長期にわたる安静を必要とする病状が日常生活の用を弁ずることを不能ならしめる程度のもの（体幹・脊柱の機能障害及び肢体の機能の障害）
		12	両上肢の全ての指を欠くもの〔両上肢の全ての指を基部から欠き，有効長が0のもの〕（上肢の障害）
		13	両上肢の全ての指の機能に著しい障害を有するもの〔両上肢の全ての指の用を全く廃したもの〕（上肢の障害）
		14	両下肢を足関節以上で欠くもの 注7)（下肢の障害）
2級	2号	3	平衡機能に著しい障害を有するもの 注13)（平衡機能の障害）
		6	**両上肢の全ての指を近位指節間関節（おや指にあっては指節間関節）以上で欠くもの（上肢の障害）**
		7	体幹の機能に歩くことができない程度の障害を有するもの 注10)（体幹・脊柱の機能障害）
	3号	3	**両上肢の全ての指の用を廃したもの 注5)（上肢の障害）**
		4	両上肢のおや指及びひとさし指又は中指を欠くもの〔両上肢のおや指及びひとさし指又は中指を基部から欠き，有効長が0のもの〕（上肢の障害）
		5	両上肢のおや指及びひとさし指又は中指の機能に著しい障害を有するもの 注4)（両上肢のおや指及びひとさし指又は中指の用を全く廃したもの〕（上肢の障害）
		6	**両下肢をリスフラン関節以上で欠くもの（下肢の障害）**
	4号	1	一上肢の全ての指を欠くもの〔一上肢の全ての指を基部から欠き，有効長が0のもの〕（上肢の障害）
		2	一上肢の機能に著しい障害 注1)を有するもの〔一上肢の用を全く廃したもの〕（上肢の障害）
		3	一上肢の全ての指の機能に著しい障害を有するもの〔一上肢の全ての指の用を全く廃したもの〕（上肢の障害）
		4	両下肢の全ての指を欠くもの〔両下肢の10趾を中足趾節関節以上で欠くもの〕（下肢の障害）
		5	一下肢の機能に著しい障害 注1)を有するもの〔一下肢の用を全く廃したもの〕（下肢の障害）
		6	一下肢を足関節以上で欠くもの 注5)（下肢の障害）
		7	身体の機能の障害又は長期にわたる安静を必要とする病状が，日常生活が著しい制限を受けるか，又は日常生活に著しい制限を加えることを必要とする程度のもの（上肢の障害及び下肢の障害及び体幹・脊柱の機能障害及び肢体の機能の障害）
3級	6号	4	脊柱の機能に著しい障害を残すもの 注11)（体幹・脊柱の機能障害）
		5	一上肢の3大関節のうち，2関節の用を廃したもの 注2)（上肢の障害）
		6	一下肢の3大関節のうち，2関節の用を廃したもの 注2)（下肢の障害）
		7	**両上肢のおや指を基部から欠き，有効長が0のもの（上肢の障害）**
		8	**一上肢の5指又はおや指及びひとさし指を併せ一上肢の4指を近位指節間関節（おや指にあっては指節間関節）以上で欠くもの（上肢の障害）**
		9	**一上肢の全ての指の用を廃したもの 注5)（上肢の障害）**
		10	**一上肢のおや指及びひとさし指を基部から欠き，有効長が0のもの（上肢の障害）**

表 1 のつづき．併合判定参考表

障害の程度	番号	区分	障害の状態
3級	7号	3	長管状骨に偽関節を残し，運動機能に著しい障害を残すもの（上肢の障害及び下肢の障害）
		4	一上肢のおや指及びひとさし指を失ったもの又はおや指 若しくはひとさし指を併せ一上肢の3指以上を失ったもの〔一上肢のおや指及びひとさし指を近位指節間関節（おや指にあっては指節間関節）以上で欠くもの又はおや指若しくはひとさし指を併せ，一上肢の3指を近位指節間関節（おや指にあっては指節間関節）以上で欠くもの〕（上肢の障害）
		5	おや指及びひとさし指を併せ一上肢の4指の用を廃したもの 注5）（上肢の障害）
		6	一下肢をリスフラン関節以上で欠くもの（下肢の障害）
		7	両下肢の10趾の用を廃したもの（下肢の障害）
		8	身体の機能に労働が著しい制限を受けるか，又は労働に著しい制限を加えることを必要とする程度の障害を残すもの（上肢の障害及び下肢の障害及び肢体の機能の障害）
		9	神経系統に労働が著しい制限を受けるか，又は労働に著しい制限を加えることを必要とする程度の障害を残すもの（平衡機能の障害）
3級（治らないもの）	障害手当金（治ったもの）	8号	2	脊柱の機能に障害を残すもの 注12）（体幹・脊柱の機能障害）
			3	一上肢の3大関節のうち，1関節の用を廃したもの 注2）（上肢の障害）
			4	一下肢の3大関節のうち，1関節の用を廃したもの 注2）（下肢の障害）
			5	一下肢が5センチメートル以上短縮したもの（下肢の障害）
			6	**一上肢に偽関節を残すもの（上肢の障害）**
			7	一下肢に偽関節を残すもの（下肢の障害）
			8	**一上肢のおや指を指節間関節で欠き，かつ，ひとさし指以外の1指を近位指節間関節以上で欠くもの（上肢の障害）**
			9	**一上肢のおや指及びひとさし指の用を廃したもの（上肢の障害）**
			10	**おや指又はひとさし指を併せ一上肢の3指以上の用を廃したもの（上肢の障害）**
			11	一下肢の5趾を中足趾節関節以上で欠くもの（下肢の障害）
			12	神経系統に労働が制限を受けるか，又は労働に制限を加えることを必要とする程度の障害を残すもの（平衡機能の障害）
		9号	8	一上肢のおや指を指節間関節以上で欠くもの（上肢の障害）
			9	一上肢のおや指の用を全く廃したもの（上肢の障害）
			10	ひとさし指を併せ一上肢の2指を近位指節間関節以上で欠くもの（上肢の障害）
			11	おや指及びひとさし指以外の一上肢の3指を近位指節間関節以上で欠くもの（上肢の障害）
			12	一上肢のおや指を併せ2指の用を廃したもの 注5）（上肢の障害）
			13	一下肢の第1趾を併せ2以上の趾を中足趾節関節以上で欠くもの（下肢の障害）
			14	一下肢の5趾の用を廃したもの（下肢の障害）
		10号	5	一上肢の3大関節のうち，1関節に著しい機能障害を残すもの 注3）（上肢の障害）
			6	一下肢の3大関節のうち，1関節に著しい機能障害を残すもの 注3）（下肢の障害）
			7	一下肢を3センチメートル以上短縮したもの（下肢の障害）
			8	長管状骨に著しい転位変形を残すもの（上肢の障害及び下肢の障害）
			9	一上肢のひとさし指を近位指節間関節以上で欠くもの（上肢の障害）
			10	**おや指及びひとさし指以外の一上肢の2指を近位指節間関節以上で欠くもの（上肢の障害）**
			11	一上肢のおや指の用を廃したもの 注5）（上肢の障害）
			12	ひとさし指を併せ一上肢の2指の用を廃したもの 注5）（上肢の障害）
			13	おや指及びひとさし指以外の一上肢の3指の用を廃したもの 注5）（上肢の障害）
			14	一下肢の第1趾又は他の4趾以上を失ったもの〔一下肢の第1趾又は他の4趾を中足趾節関節以上で欠くもの〕（下肢の障害）
			15	身体の機能に労働が制限を受けるか，又は労働に制限を加えることを必要とする程度の障害を残すもの（上肢の障害及び下肢の障害）

表 1 のつづき．併合判定参考表

障害の程度	番号	区分	障害の状態
	11号	5	一上肢のなか指又はくすり指を近位指節間関節以上で欠くもの（上肢の障害）
		6	一上肢のひとさし指の用を廃したもの　注5）（上肢の障害）
		7	おや指及びひとさし指以外の一上肢の2指の用を廃したもの　注5）（上肢の障害）
		8	第1趾を併せ一下肢の2趾以上の用を廃したもの（下肢の障害）
	12号	3	一上肢の3大関節のうち，1関節に機能障害を残すもの（上肢の障害）
		4	一下肢の3大関節のうち，1関節に機能障害を残すもの（下肢の障害）
		5	長管状骨に奇形を残すもの（上肢の障害及び下肢の障害）
		6	一上肢のなか指又はくすり指の用を廃したもの　注5）（上肢の障害）
		7	一下肢の第1趾又は他の4趾の用を廃したもの　注6）（下肢の障害）
		8	一下肢の第2趾を中足趾節関節以上で欠くもの（下肢の障害）
		9	第2趾を併せ一下肢の2趾を中足趾節関節以上で欠くもの（下肢の障害）
		10	一下肢の第3趾以下の3趾を中足趾節関節以上で欠くもの（下肢の障害）
		11	局部に頑固な神経症状を残すもの
	13号	4	一上肢の小指を近位指節間関節以上で欠くもの（上肢の障害）
		5	一上肢のおや指の指骨の一部を欠くもの（上肢の障害）
		6	一上肢のひとさし指の指骨の一部を欠くもの（上肢の障害）
		7	一上肢のひとさし指の遠位指節間関節の屈伸が不能になったもの（上肢の障害）
		8	一下肢を1センチメートル以上短縮したもの（下肢の障害）
		9	一下肢の第3趾以下の1又は2趾を中足趾節関節以上で欠くもの（下肢の障害）
		10	一下肢の第2趾の用を廃したもの　注6）（下肢の障害）
		11	第2趾を併せ一下肢の2趾の用を廃したもの　注6）（下肢の障害）
		12	一下肢の第3趾以下の3趾の用を廃したもの　注6）（下肢の障害）

注 1)「上肢もしくは下肢の機能に著しい障害を有するもの」とは，3大関節中それぞれ2関節以上の関節が全く用を廃したもののことをいい，「不良肢位で強直しているもの」，「関節の他動可動域が参考可動域の2分の1以下に制限され，かつ，筋力が半減しているもの」，「筋力が著減又は消失しているもの」がこれに該当する．

注 2)「関節の用を廃したもの」とは，関節の他動可動域が健側の他動可動域の2分の1以下に制限されたもの又は，常時（起床より就寝まで）固定装具を必要とする程度の動揺関節等の，これと同程度の障害を残すものをいう．

注 3)「関節に著しい機能障害を残すもの」とは，関節の他動可動域が健側の他動可動域の3分の2以下に制限されたもの又は，常時ではないが固定装具を必要とする程度の動揺関節，習慣性脱臼等の，これと同程度の障害を残すものをいう．

注 4)「両上肢のおや指及びひとさし指又は中指の機能に著しい障害を有するもの」とは，両手とも指間に物をはさむことはできても，一指を他指に対立させて物をつまむことができない程度の障害をいう．

注 5)「指の用を廃したもの」とは，「指の末節骨の長さの2分の1以上を欠くもの」，「中手指節関節（MP）又は近位指節間関節（PIP）（おや指にあっては，指節間関節（IP））に著しい運動障害（他動可動域が健側の他動可動域の2分の1以下に制限されたもの）を残すもの」が該当する．

注 6)「足趾の用を廃したもの」とは，「第1趾は，末節骨の2分の1以上，その他の4趾は遠位趾節間関節（DIP）以上で欠くもの」，「中足趾節関節（MP）又は近位趾節間関節（PIP）（第1趾にあっては，趾節間関節（IP））に著しい運動障害（他動可動域が健側の他動可動域の2分の1以下に制限されたもの）を残すもの」が該当する．

注 7)「足関節以上で欠くもの」とは，ショパール関節以上で欠くものをいう．また，「趾を欠くもの」とは，中足趾節関節（MP）から欠くものをいう．

注 8)「体幹の機能に座っていることができない程度の障害を有するもの」とは，腰掛，正座，あぐら，横すわりのいずれもができないものをいう．

注 9)「体幹の機能に立ち上がることができない程度の障害を有するもの」とは，臥位又は座位から自力のみで立ち上れず，他人，柱，杖，その他の器物の介護又は補助によりはじめて立ち上ることができる程度の障害をいう．

注 10)「体幹の機能に歩くことができない程度の障害を有するもの」とは，室内においては，杖，松葉杖，その他の補助用具を必要とせず，起立移動が可能であるが，野外ではこれらの補助用具の助けを借りる必要がある程度の障害をいうとなっている．

注 11)「脊柱の機能に著しい障害を残すもの」とは，脊柱又は背部・軟部組織の明らかな器質的変化のため，脊柱の他動可動域が参考可動域の2分の1以下に制限されたものをいう．

注 12)「脊柱の機能に障害を残すもの」とは，脊柱又は背部・軟部組織の明らかな器質的変化のため，脊柱の他動可動域が参考可動域の4分の3以下に制限されている程度のものや頭蓋・上位頚椎間の著しい異常可動性が生じたものをいう．

注 13)「平衡機能に著しい障害を有するもの」とは，四肢体幹に器質的異常がない場合に，閉眼で起立・立位保持が不能又は開眼で直線を歩行中に10メートル以内に転倒あるいは著しくよろめいて歩行を中断せざるを得ない程度のものをいう．

表 2. 併合判定参考表に記載のない上肢の障害の認定基準

障害の程度	障害の状態
障害手当金	一上肢の 2 指以上を失ったもの（一上肢の 2 指以上を近位指節間関節（おや指にあっては指節間関節）以上で欠くもの）
	一上肢の 3 指以上の用を廃したもの
	ひとさし指を併せ一上肢の 2 指の用を廃したもの

表 3. 肢体の機能の障害の認定基準の例

障害の程度	番号	障害の状態
1 級	1 号	身体の機能の障害又は長期にわたる安静を必要とする 病状が前各号と同程度以上と認められる状態であって，日常生活の用を弁ずることを不能ならしめる程度のもの 例）1. 一上肢及び一下肢の用を全く廃したもの 注1) 　　 2. 四肢の機能に相当程度の障害を残すもの 注2)
2 級	4 号	身体の機能の障害又は長期にわたる安静を必要とする 病状が前各号と同程度以上と認められる状態であって，日常生活が著しい制限を受けるか，又は日常生活に著しい制限を加えることを必要とする程度のもの 例）1. 一上肢及び一下肢の機能に相当程度の障害を残すもの 注2) 　　 2. 四肢に機能障害を残すもの 注3)
3 級	7 号	身体の機能に，労働が著しい制限を受けるか，又は労働に著しい制限を加えることを必要とする程度の障害を残すもの 例）一上肢及び一下肢に機能障害を残すもの 注3)

注1)「用を全く廃したもの」とは，日常生活における動作のすべてが「一人で全くできない場合（×）」又はこれに近い状態をいう．

注2)「機能に相当程度の障害を残すもの」とは，日常生活における動作の多くが「一人で全くできない場合（×）」又は日常生活における動作のほとんどが「一人でできるが非常に不自由な場合（△×）」をいう．

注3)「機能障害を残すもの」とは，日常生活における動作の一部が「一人で全くできない場合」又はほとんどが「一人でできてもやや不自由な場合（○△）」をいう．

書作成のポイントで述べる．

また，年金の障害等級認定基準では上肢や下肢の機能障害に関しては「用を全く廃したもの」と「著しい障害」は同じ概念となっているものの，関節機能に関しては「全く用を廃したもの」と「用を廃したもの」と「著しい機能障害を残すもの」は違う概念になっているなど，障害部位や内容によって表現が統一されてないところがあるので注意が必要である．

併合等認定基準に記載されていない 2 つ以上の障害が併存する場合は，併合判定参考表と併合（荷重）認定表で等級を判断することになるが，細かい決まりがあり，診断書を記載する医師で判断することは難しい．存在する障害に関してすべての内容を，細かく診断書に記載しておくことが望ましい．

診断書作成のポイント
（図 1 に示した数字で解説）

国民年金と厚生年金は診断書は同じであり，1 部提出すればよい．

① 欄の「障害の原因となった傷病名」については，障害年金の支給を求める傷病名を記載する．混乱を避けるため，直接関連のない傷病名はここには記載せず，必要があれば ⑳ 欄の「その他の精神・身体の障害の状態」や ㉓ 欄の「備考」に記載する．

③ 欄の「① のため初めて医師の診療を受けた日」は障害の原因となった疾病に関して最も初めに診療を受けた日を記載する．前医の初診日を確認することは困難なこともあるが，初診日は障害年金の支給条件に影響するため，できるだけ正確に記載する必要がある．一方，⑧ 欄の「初診年月日」は，診断書を作成する医療機関における初診

日を記載する.

⑦欄において,器質的欠損もしくは変形または機能障害を残している場合における「傷病が治っている場合」とは,医学的に傷病が治った時,または,その症状が安定し,長期にわたってその疾病の固定性が認められ,医療効果が期待し得ない状態に至った場合を言う.「治った日」は症状固定日にあたり,初診日から起算して1年6か月を経過した日,または初診日から1年6か月以内において,機能障害の場合はいかなる治療を行っても回復の見込みがなく,その症状が変わらない状態となった日を記載し,「傷病が治っている」理由を㉓欄の「備考」に記載する.肢体の障害において「治った日」に該当する事例は,人工骨頭,人工関節を挿入置換された場合は挿入置換日,切断または離断による肢体の障害の場合は切断または離断日(障害手当金は創面治癒日),脳血管障害による機能障害は初診日から6か月を経過した以後となっている.

また,各項目の現症日は,障害の状態について診察を行った日付を記載する.最後に診断書を記載・作成した日を書くところもあるので記載漏れに注意が必要である.

⑨欄の「診療回数」は,現症日前1年間における診療回数を記載することとなっており,入院日数1日は診療回数1回として計算する.

⑪欄の変形障害にあたる偽関節に関しては,骨幹部または骨幹端部に限るとなっているため注意が必要である.また,変形に関しては,15°以上弯曲して不正癒合したものとなっており,長管状骨の骨折部が良方向に短縮なく癒着している場合は,たとえその部位に肥厚が生じたとしても,長管状骨の変形としては取り扱わないとなっているため注意が必要である.

⑬欄に関しては,上肢,下肢ともに,片側でも3大関節中1関節以上に人工骨頭または人工関節を挿入置換していれば,それだけで3級が認定されるため,きちんとした聞き取りが必要である.

⑫欄,⑮欄,⑯欄の関節可動域に関しては,日本整形外科学会および日本リハビリテーション医学会で定められた計測法に従い記載する.自動可動域ではなく他動可動域による測定値を記載し,通常は5°刻みで測定する.関節の運動に関する評価については,各関節の主要な運動を重視し,他の運動については参考とするとなっている.各関節の主要な運動は,上肢は肩関節屈曲・外転,肘関節屈曲・伸展,手関節背屈・掌屈,前腕回内・回外,手指屈曲・伸展であり,下肢は,股関節屈曲・伸展,膝関節屈曲・伸展,足関節背屈・底屈,足指屈曲・伸展である.脊柱の障害に関しては,脊柱全体の運動機能を見る必要がない場合には,脊柱の運動機能障害は前屈・後屈運動のみの測定で可となっている.自動運動による測定値を用いる場合は,その測定値を( )で囲んで表示するか,「自動」または「active」などと明記する.基本肢位以外で測定する場合は,「背臥位」「座位」などと具体的に肢位を明記する.多関節筋を緊張させた肢位を用いて測定する場合は,その測定値を< >で囲んで表示し,「膝伸展位」などと具体的に明記する.疼痛などが測定値に影響を与える場合は,「痛み」「pain」などと明記する.

⑯欄の筋力に関しては,5段階評価となっており,「正常」とは,検者の手で加える十分な抵抗を排して自動可能な場合,「やや減」とは,検者の手をおいた程度の抵抗を排して自動可能な場合,「半減」とは,検者の加える抵抗には抗し得ないが,自分の体部分の重さに抗して自動可能な場合,「著減」とは,自分の体部分の重さに抗し得ないが,それを排するような体位では自動可能な場合,「消失」とは,いかなる体位でも関節の自動が不能な場合となっており,6段階評価であるDanielsらの徒手筋力テストの0と1をまとめて「消失」と評価することに注意が必要である.また,⑯欄全体に関しては,健側と患側を比較して障害の程度を認定することもあるので,右左どちらも記載する.⑯欄の細かい記載方法は内容を見落とされがちなので注意が必要である.

⑰欄の四肢長に関しては,上肢長は,肩峰先端

より橈骨茎状突起先端までの長さ，下肢長は，上前腸骨棘尖端より脛骨内果尖端までの長さとなっている．下肢の短縮障害に関しては，健側の長さの4分の1以上短縮した場合は，下肢機能の障害2級4号「一下肢の用を全く廃したもの」に，また，一下肢が健側に比して10 cm以上又は健側の長さの10分の1以上短縮した場合は，肢体の機能の障害2級「一下肢の機能に相当程度の障害を残すもの」に該当する．

　周径に関しては，上腕，前腕においては最大周径ではなく中央部となっているため注意が必要である．大腿周径は膝蓋上縁上10 cmと指定されており，下腿は最大周径となっている．

　⑱欄の「日常生活における動作の障害の程度」は，すべて，必ず補助用具を使用しない状態で判断することとなっているので注意が必要である．主に上肢の障害は，「さじで食事をする」，「顔を洗う（顔に手のひらをつける）」，「用便の処置をする（ズボンの前のところに手をやる）」，「用便の処置をする（尻のところに手をやる）」，「上衣の着脱（かぶりシャツを着て脱ぐ）」，「上衣の着脱（ワイシャツを着てボタンをとめる）」で，下肢の障害は，「片足で立つ」，「歩く（屋内）」，「歩く（屋外）」，「立ち上がる」，「階段を上る」，「階段を下りる」で，体幹・脊柱の機能障害は，「ズボンの着脱」，「靴下を履く」，「座る（正座，横座り，あぐら，脚なげ出し）」，「深くおじぎ（最敬礼）をする」，「立ち上がる」で評価することとなっているため，該当する障害に応じた動作をきちんと評価する必要がある．「平衡機能」においては，平衡機能障害の認定基準や併合判定参考表には記載がないが，閉眼で起立・立位保持が不安定で，開眼で直線を10 m歩いた時，多少転倒しそうになったりよろめいたりするがどうにか歩き通す程度のものは，「中等度の平衡機能の障害」で3級相当となる．

　⑳欄の「その他の精神・身体の障害の状態」は，障害の状態の各項目で表現できない動作の「巧緻性」，「速さ」，「耐久性」などについて記載する．筋力や可動域は問題ないが失調や痙縮，痛み等の影響で動作ができない場合は，そのことが審査する認定医にきちんと伝わるよう記載すべきである．その他，高次脳機能障害や言語障害などに関しても具体的に記載するが，高次脳機能障害や言語障害のために動作ができないのか，それとも肢体の障害のために動作ができないのかをはっきりすべきである．

　㉑欄の「現症時の日常生活活動能力及び労働能力」は，労働能力についても必ず記載することとなっている．こちらも補助用具を使用しない状態で判断する．

　㉒欄の「予後」は症状が固定していれば症状固定の旨を記載し，診断時に判断できない場合は「不詳」と記載する．

おわりに

　年金の診断書は身体障害者手帳の診断書と違い，「将来再認定不要」という概念はなく，障害の種類や状態に応じて1〜5年ごとに更新が必要になる．更新年の誕生月の3か月前の月末に，日本年金機構から障害状態確認届が受給者に送付され，受給者は年金診断書を誕生月の末日までに日本年金機構へ提出する必要がある．障害年金の等級の認定は非常に複雑であるため，転居などにより今まで記載してもらったことのない医療機関で診断書作成をお願いすると，特に併合の障害が多い場合には記載内容に不備が出る可能性が高い．次回の診断書作成時の参考のため，受給者に複製を渡しておくことが望ましいと思われる．

文　献

1）日本年金機構ホームページ．国民年金・厚生年金保険　障害認定基準．
〔https://www.nenkin.go.jp/service/jukyu/shougainenkin/ninteikijun/20140604.html〕
2）日本年金機構ホームページ．肢体の障害用の診断書を提出するとき．
〔https://www.nenkin.go.jp/service/jukyu/todokesho/shougai/shindansho/20140421-18.html#cmssindansho〕

MB Med Reha **No.301**：**44-50**, 2024

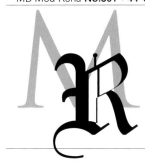

特集／リハビリテーション診療において必要な書類の知識

精神障害者保健福祉手帳用診断書

川上寿一*

Abstract　精神障害者保健福祉手帳は，記憶障害，遂行機能障害，注意障害，社会的行動障害のいずれかがあって所定の程度の生活機能障害がある場合に都道府県知事等が発行する．市町村の窓口に申請し，障害福祉サービスや公共料金割引などが受けられる．手帳の有効期間は2年で更新手続きが必要となる．高次脳機能障害の診断基準は2022年に改訂版が作成されている．診断書は初診日から6か月以上経過した時点で作成し，医学的な判断を様式に基づいて詳細に記載する．具体的には器質性疾患や外傷の状況，治療経過，高次脳機能障害の症状や検査所見，生活機能，援助方法などの記載が含まれ，適切な判定を受けるためには詳細かつ十分な情報が必要とされている．これらの情報は手帳の有効期間や更新時に考慮され，障害全体の状況から等級が判定される．

Key words　高次脳機能障害(higher brain dysfunction)，精神保健福祉手帳(Mental disability certificate)，精神保健障害者福祉制度(Mental Health and Welfare Service)

精神障害者保健福祉手帳制度のあらまし

精神障害者保健福祉手帳(手帳)は，精神障害のために日常生活や社会生活で制限を受ける状態などにあると認められた方に対して，都道府県知事または指定都市の市長により交付される．等級は重度な順に1級から3級まであり，年金や労災などほかの制度の等級とは基準が異なる．

手帳により利用できるサービスとして，全国一律のものには，公共料金等の割引(NHK受信料の減免)，税金の控除・減免(所得税・住民税の控除，相続税の控除，自動車税・自動車取得税の軽減(手帳1級の方))，生活福祉資金の貸付，手帳所持者を事業者が雇用した際の障害者雇用率へのカウント，障害者職場適応訓練の実施がある．自治体・事業者によって行われていることがあるものに

は，公共料金等の割引(鉄道・バス・タクシー等の運賃割引，携帯電話料金の割引，上下水道料金の割引，心身障害者医療費助成，公共施設の入場料等の割引)，手当の支給(福祉手当，通所交通費の助成，軽自動車税の減免)，公営住宅の優先入居などがある．助成や手当の受給には所得の制限がある場合が多い．

なお，自立支援医療制度による精神通院医療や，障害者総合支援法による障害福祉サービスは，それぞれ診断書などによる申請や市町村による認定により，該当する精神障害者であれば手帳の有無に関わらず受けられる．

手帳の申請手続き

新規の申請では，本人は申請書を記入し写真と所定の診断書(または障害年金(精神)を受給して

* Juichi KAWAKAMI, 〒524-8524 滋賀県守山市守山5-4-30 滋賀県立リハビリテーションセンター，所長／滋賀県立総合病院，主任部長／滋賀県健康医療福祉部，技監／滋賀県南部健康福祉事務所(草津保健所)，所長

表 1. 診断基準

Ⅰ 主要症状等

    1. 脳の器質的病変の原因となる疾病の発症や事故による受傷の事実が確認されている.

    2. 現在, 日常生活または社会生活に制約があり, その主たる原因が記憶障害, 注意障害, 遂行機能障害, 社会的行動障害などの認知障害である.

Ⅱ 検査所見

    脳 MRI, 頭部 CT, 脳波などにより認知障害の原因と考えられる脳の器質的病変の存在が確認されているか, あるいは医学的に十分に合理的な根拠が示された診断書等により脳の器質的病変が存在したと確認できる.

Ⅲ 除外項目

    1. 脳の器質的病変に基づく認知障害のうち, 身体障害として認定可能である症状を有するが上記主要症状(Ⅰ-2.)を欠く者は除外する.

    2. 発症または受傷以前から有する症状や検査所見が存在する場合には, 発症または受傷後に新たに現れた症状や検査所見に基づき診断し, それらが十分とは言えない者は除外する.

    3. 先天性疾患, 発達障害, 進行性疾患, 周産期における脳損傷を原因とする者は除外する.

Ⅳ 診断に際しての留意事項

    1. Ⅰ〜Ⅲをすべて満たした場合に高次脳機能障害と診断する.

    2. 高次脳機能障害の診断は脳の器質的病変の原因となった外傷や疾病の急性期症状を脱した後に行う.

    3. 神経心理学的検査の所見を参考にすることができる.

    なお, 診断基準のⅠとⅢを満たす一方で, Ⅱの検査所見で脳の器質的病変の存在を明らかにできない症例については, 慎重な評価により高次脳機能障害として診断されることがあり得る.

    また, この診断基準については, 今後の医学・医療の発展を踏まえ, 適時, 見直しを行うことが適当である.

(文献 4 より引用)

いる場合は証書の写し)を受付交付窓口である市区町村に提出する. 診断書を作成する医師は原則として精神保健福祉法指定医または精神科医とされているが, てんかんや高次脳機能障害を含む器質性精神障害では精神科以外の医師であっても, 精神障害の診断または治療に従事している医師は含まれている. 申請は精神障害者本人が行うとされているが, 家族・医療機関職員等が代行をすることも可能である.

  書類は, 都道府県に設置されている精神保健福祉センターにて障害等級審査判定を受けて, 等級交付が決定される.

  有効期間は原則2年間(交付日から2年が経過する日の属する月の末日)であり, 延長を希望する場合は2年ごとに診断書または年金証書などの写しを添え更新手続きが必要である. 障害の状態によって等級が変更される場合がある. 手帳を返すことや, 更新を行わないこと, 障害の程度が変化したことによって等級の変更を申請することも可

能である. 氏名や居住地を変更した時には届出が必要である. 定められた障害の状態がなくなった時は手帳を返還しなければならない.

手帳制度における高次脳機能障害とは

  手帳制度での高次脳機能障害は, 1)脳の器質的病変の原因となる事故による受傷や疾病の発症の事実が確認され, 2)日常生活または社会生活に制約があり, その主たる原因が記憶障害, 注意障害, 遂行機能障害, 社会的行動障害等の認知障害であるものを言う(ICD-10 コードで F04, F06, F07 に該当する)と平成23年に定義されている.

  診断基準ガイドラインは令和4年改訂版が作成されており, 上記に加えて, 検査所見および除外項目のすべてを満たした場合に高次脳機能障害と診断するとされている(**表1**). 例えばアルツハイマー病により記憶障害などの認知障害が見られる場合でほかに原因となる事故や疾病による器質的病変がない場合は, 診断基準により除外される.

診　断　書　（精神障害者保健福祉手帳用）

ふりがな 氏　名		明治・大正・昭和・平成・令和 　　年　　月　　日生（　　歳）
住　所		

① → **① 病　名**
（ICDコードは、右の病名と対応するF00～F99,G40のいずれかを記入してください）

(1) 主たる精神障害　　　　　　　　　　　　　　　ICDコード（　　　）

(2) 従たる精神障害　　　　　　　　　　　　　　　ICDコード（　　　）

(3) 身体合併症　　　　　　身体障害者手帳
　　　　　　　　　　　　（有の場合→　　等級　　級）

② → **② 初診年月日**

(1) 主たる精神障害の初診年月日　　昭和・平成・令和　　年　　月　　日

(2) 診断書作成医療機関の初診年月日　昭和・平成・令和　　年　　月　　日

③ → **③ 発病から現在までの病歴及び治療の経過、内容**

（推定発病年月、発病状況、初発症状、治療の経過、治療内容などを記入してください）

(1) 推定発病時期　昭和・平成・令和　　年　　月頃

(2) 病歴、治療の経過等　※省略はできませんので必ず記入してください。

※器質性精神障害（認知症を除く）の場合、発症の原因となった疾患名とその発症日
（疾患名：　　　　　　　　　　　昭和・平成・令和　　年　　月　　日）

④ 現在の病状、状態像等　（該当項目を○で囲んでください）
※おおむね過去2年間に認められたもの、今後2年間に予想されるものを含む。

(1) 抑うつ状態
　1 思考・運動抑制　2 易刺激性、興奮　3 憂うつ気分　4 その他（　　　）
(2) 躁状態
　1 行為心迫　2 多弁　3 感情高揚・易刺激性　4 その他（　　　）
(3) 幻覚妄想状態
　1 幻覚　2 妄想　3 その他（　　　）
(4) 精神運動興奮及び昏迷の状態
　1 興奮　2 昏迷　3 拒絶　4 その他（　　　）
(5) 統合失調症等残遺状態
　1 自閉　2 感情平板化　3 意欲の減退　4 その他（　　　）
(6) 情動及び行動の障害
　1 爆発性　2 暴力・衝動行為　3 多動　4 食行動の異常
　5 チック・汚言　6 その他（　　　）
(7) 不安及び不穏
　1 強度の不安・恐怖感　2 強迫体験　3 心的外傷に関連する症状
　4 解離・転換症状　5 その他（　　　）
(8) てんかん発作等
　1 てんかん発作（該当する場合は、⑤欄に発作のタイプ、頻度等について記入）
　2 意識障害　3 その他（　　　）
(9) 精神作用物質の乱用及び依存等
　1 アルコール　2 覚醒剤　3 有機溶剤　4 その他（　　　）
　ア 乱用　イ 依存　ウ 残遺性・遅発性精神病性障害（状態像を該当項目に再掲すること）
　エ その他（　　　）
　※現在の精神作用物質の使用　有・無（不使用の場合、その期間　　年　　月から）
(10) 知能・記憶・学習・注意の障害
　1 知的障害　ア 軽度　イ 中等度　ウ 重度（療育手帳　有の場合→等級等　　　）
　　（精神遅滞）
　2 認知症　ア 軽度　イ 中等度　ウ 重度
　3 その他の記憶障害
　4 学習の困難　ア 読み　イ 書き　ウ 算数　エ その他（　　　）
　5 遂行機能障害　6 注意障害　7 その他（　　　）
(11) 広汎性発達障害関連症状
　1 相互的な社会関係の質的障害
　2 コミュニケーションのパターンにおける質的障害
　3 限定した常同的で反復的な関心と活動　4 その他（　　　）
(12) その他（　　　）

⑤ ④の病状・状態像等の具体的程度、症状、検査所見等
（検査名、検査結果、検査時期等）

【てんかん発作については下記にも記入して下さい】

イ．意識障害はないが、随意運動が失われる発作
　　　　月に（　　）回 又は 年に（　　）回
ロ．意識を失い、行為が途絶するが、倒れない発作
　　　　月に（　　）回 又は 年に（　　）回
ハ．意識障害の有無を問わず、転倒する発作
　　　　月に（　　）回 又は 年に（　　）回
ニ．意識障害を呈し、状況にそぐわない行為を示す発作
　　　　月に（　　）回 又は 年に（　　）回
ホ．現在発作はない（発作がコントロール出来ている場合）
　　　→ 最終発作（　　年　　月　　日）

図 1.

記載の実際

　初診日から6か月以上経過した時点で診断書を作成する．診断書の様式は自治体ごとに定められており指定の様式に記載する．

　把握するべきこととしては，器質性疾患・外傷の発症受傷状況，治療経過の概略，高次脳機能障害の症状と生活機能を説明できる行動の内容と日常生活の状況，職歴，神経心理検査所見，代償手段の有効性，援助（助言・指導・介助）方法などがある．

　高次脳機能障害は多彩な症状を呈するが，診断

書の記載にあたっては，医学的な判断を様式に則って十分に記載することで，適切な判定が受けられるようにする．

1．病名（ICD コード）（図 1-①）

記憶障害が主体であれば，器質性健忘症候群（F04），遂行機能障害，注意障害が主体であれば，ほかの器質性精神障害（F06），人格や行動の障害・社会的行動障害が主体であれば，器質性パーソナリティおよび行動の障害（F07）となる．なお，電子カルテシステム上で「高次脳機能障害」の病名にF067が指定されていることが多いようである．

2．主たる精神障害の初診年月日（図 1-②）

器質性疾患（＝障害の原因となる傷病）の発症日（前医による治療があれば前医の初診日）を記載する．前医の初診日を確認することが困難な場合は問診により記載する．アルツハイマー病など進行性疾患によるものは診断基準により除外される．

3．病歴・治療内容・経過（図 1-③）

病歴や治療経過，具体的な高次脳機能障害の症状，生活の状況，障害福祉サービスの利用状況などを記載する．器質性疾患の疾患名と，推定発病時期は発症の原因となった疾患の発症日を記載する．高次脳機能障害として認定されるためには，脳の器質的病変の原因となる事故による受傷や疾病の発症の事実が確認されることが条件であり，記載は必須と考えられる．

4．現在の病状，状態像等（図 1-④）

機能障害を選択・記載する．診断書記入時点のみでなく，おおむね過去2年間に認められたもの，おおむね今後2年間に予想されるものも含めて記載する．高次脳機能障害は，主たる原因が記憶障害，注意障害，遂行機能障害，社会的行動障害等の認知障害であるものとされていることから，自発性低下，情動の障害・社会的行動の障害，記憶障害，注意障害，遂行機能障害のいずれかもしくは複数が記載されていることが必須と考えられる．

5．病状，状態像の具体的程度・症状・検査所見（図 1-⑤）

高次脳機能障害の症状と機能，程度について，実際の日常・社会生活上で支障となっている行動や状況や程度を具体的に記載する．程度としては，代償手段を使用してできたり，時折援助・助言を要したりするものは軽度，援助・助言を一部に要するものは中等度，常時・全面的な援助・助言を要するものは重度となる．検査所見については画像や神経心理検査について，検査名と結果，実施日を記載する．知能検査は一律に総合指標のみを記載するのでなく，下位項目やほかの神経心理検査の所見などを併せて記載する．検査の施行が不可能な際はそれを記載する．

6．生活能力の状態（図 1-⑥）

入院などの保護的環境ではなく，単身生活や家族がいない状況での状態を想定し，年齢相応の能力を判断する．現時点のみでなく，おおむねこれまでの2年間，これから2年間の予想を含み，発症以降に生活能力の低下が生じたことを確認する．できる，おおむねできるが援助が必要，援助があればできる，できない，の4段階で選択する．日常生活あるいは社会生活において必要な「援助」とは，助言，指導，介助等を指している．状態の判断は，治療が行われていない状態ではなく，十分に長期間の薬物治療下における状態で行うことを原則とする．

適切な食事摂取と身辺の清潔保持，規則正しい生活は，身体障害に起因する能力障害を評価するものではなく，調理，洗濯，掃除などの家事の能力や，子どもや配偶者の世話をするなど社会的役割の能力を評価するものでもないとされている．

金銭管理と買い物は，金銭の認知，買い物への意欲，買い物に伴う対人関係処理能力について評価し，適切な管理とは必ずしも金銭が計画的に使用できることを意味しないとされることから，日常的な場面での行動の評価が求められていると考えられる．例えば，手持ちのお金より高額な買い物をしようとしたり，本来必要なはずの物を買おうとしない，買い物に関連して嘘をついたりだまされたりする，といった状況を判断する．1週間ごとに決めた金額を援助者が渡す必要がある，と

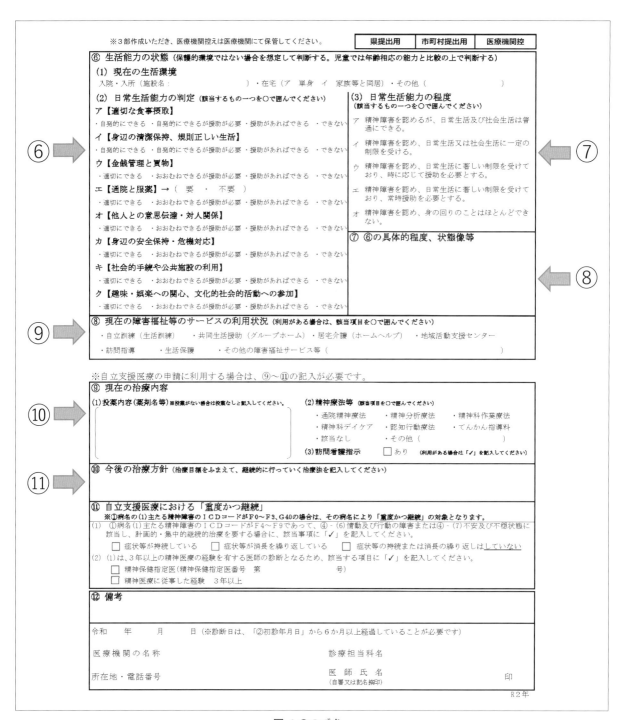

※3部作成いただき、医療機関控えは医療機関にて保管してください。

県提出用	市町村提出用	医療機関控

⑥ **生活能力の状態**（保護的環境ではない場合を想定して判断する。児童では年齢相応の能力と比較の上で判断する）

(1) 現在の生活環境

入院・入所（施設名：　　　　　　　）・在宅（ア　単身　イ　家族等と同居）・その他（　　　　　）

(2) 日常生活能力の判定（該当するもの一つを○で囲んでください）

ア【適切な食事摂取】
・自発的にできる　・自発的にできるが援助が必要　・援助があればできる　・できない

イ【身辺の清潔保持、規則正しい生活】
・自発的にできる　・自発的にできるが援助が必要　・援助があればできる　・できない

ウ【金銭管理と買物】
・適切にできる　・おおむねできるが援助が必要　・援助があればできる　・できない

エ【通院と服薬】→（　要　・　不要　）
・適切にできる　・おおむねできるが援助が必要　・援助があればできる　・できない

オ【他人との意思伝達・対人関係】
・適切にできる　・おおむねできるが援助が必要　・援助があればできる　・できない

カ【身辺の安全保持・危機対応】
・適切にできる　・おおむねできるが援助が必要　・援助があればできる　・できない

キ【社会的手続や公共施設の利用】
・適切にできる　・おおむねできるが援助が必要　・援助があればできる　・できない

ク【趣味・娯楽への関心、文化的社会的活動への参加】
・適切にできる　・おおむねできるが援助が必要　・援助があればできる　・できない

(3) 日常生活能力の程度
（該当するもの一つを○で囲んでください）

ア　精神障害を認めるが、日常生活及び社会生活は普通にできる。

イ　精神障害を認め、日常生活又は社会生活に一定の制限を受ける。

ウ　精神障害を認め、日常生活に著しい制限を受けており、時に応じて援助を必要とする。

エ　精神障害を認め、日常生活に著しい制限を受けており、常時援助を必要とする。

オ　精神障害を認め、身の回りのことはほとんどできない。

⑦ ⑥の具体的程度、状態像等

⑧ **現在の障害福祉等のサービスの利用状況**（利用がある場合は、該当項目を○で囲んでください）

・自立訓練（生活訓練）　・共同生活援助（グループホーム）・居宅介護（ホームヘルプ）　・地域活動支援センター
・訪問指導　　・生活保護　　・その他の障害福祉サービス等（　　　　　　　　　　　　　）

※自立支援医療の申請に利用する場合は、⑨〜⑪の記入が必要です。

⑨ **現在の治療内容**

(1)投薬内容(薬剤名等)※投薬がない場合は投薬なしと記入してください。

(2)精神療法等（該当項目を○で囲んでください）
・通院精神療法　　・精神分析療法　　・精神科作業療法
・精神科デイケア　・認知行動療法　　・てんかん指導料
・該当なし　　　　・その他（　　　　　）

(3)訪問看護指示　□あり　（利用がある場合は「✓」を記入してください）

⑩ **今後の治療方針**（治療目標をふまえて、継続的に行っていく治療法を記入してください）

⑪ **自立支援医療における「重度かつ継続」**
※①病名の(1)主たる精神障害のICDコードがF0〜F3、G40の場合は、その病名により「重度かつ継続」の対象となります。

(1)　①病名の(1)主たる精神障害のICDコードがF4〜F9であって、④−(6)情動及び行動の障害または④−(7)不安及び不穏状態に該当し、計画的・集中的継続的治療を要する場合に、該当事項に「✓」を記入してください。
　□ 症状等が持続している　　□ 症状等が消長を繰り返している　　□ 症状等の持続または消長の繰り返しはしていない

(2) (1)は、3年以上の精神医療の経験を有する医師の診断となるため、該当する項目に「✓」を記入してください。
　□ 精神保健指定医（精神保健指定医番号　第　　　　号）
　□ 精神医療に従事した経験　3年以上

⑫ 備考

令和　　年　　月　　日（※診断日は、「②初診年月日」から6か月以上経過していることが必要です）

医療機関の名称　　　　　　　　　　　　　診療担当科名

所在地・電話番号　　　　　　　　　　　　医　師　氏　名　　　　　　　　　印
　　　　　　　　　　　　　　　　　　　　（自署又は記名捺印）

R2年

図 1 のつづき.

いったことがあれば具体的な状況の項に記載する．また，行為嗜癖に属する浪費や強迫的消費行動について評価するものではないとされ，例えばタバコにかける費用が節約できないということは判断から除かれる．

通院と服薬では，自発的に規則的に通院・服薬（必要な場合）を行い，病状や副作用などについてうまく主治医に伝えることができるか，援助が必要かを判断する．

他人との意思伝達・対人関係では，1対1の場面や集団の場面で，他人の話を聞き取り，自分の意思を相手に伝えるコミュニケーション能力，他

人と適切につきあう能力を判断する．失語症状や麻痺については，身体障害に分類するべき症状であり，手帳での精神障害の認定には加味されない．

身辺の安全保持・危機対応では，自傷や危険から身を守る能力があるか，危機的状況でパニックにならずに他人に援助を求めるなど，適切に対応ができるかを判断する．

社会的手続や公共施設の利用では，行政機関（保健所，市町村等），障害福祉サービス事業その他各種相談申請等の社会的手続や，公共交通機関や公共施設を適切に利用できるかどうかを判断する．

趣味・娯楽への関心，文化的社会的活動への参加では，新聞，テレビ，趣味，娯楽，余暇活動に関心を持ち，地域の講演会やイベントなどに自発的に参加しているか，これらが適切であって援助を必要とするかを判断する．

7．日常生活能力の程度（図1-⑦）

機能障害と能力障害から総合的に5段階で評価する．(1)精神障害を認めるが，日常生活及び社会生活は普通にできる（「完全・完璧にできる」という意味ではなく，日常生活および社会生活上，あえて他者による特別の援助を要さない程度），(2)精神障害を認め，日常生活又は社会生活に一定の制限を受ける（活動や参加に軽度ないしは中等度の問題があり，援助がなくてもおおむね適切に行うことができるが，援助があればより適切にできる），(3)精神障害を認め，日常生活に著しい制限を受けており，時に応じて援助を必要とする（中等度ないしは重度の問題があって必要な時には援助を受けなければできない），(4)精神障害を認め，日常生活に著しい制限を受けており，常時援助を必要とする（重度ないしは完全な問題があり，常に援助がなければ自らできない），(5)精神障害を認め，身の回りのことはほとんどできない（完全な問題があり，援助があっても自らできない）を選択する．

等級の判定は診断書の記載全般から総合的に判定されるが，(1)は障害等級非該当，(2)はおおむね3級程度，(3)はおおむね2級程度，(4)と(5)はおおむね1級程度とされており，障害全体の状況から適切な記載が求められる．

8．具体的程度，状態像等（図1-⑧）

生活能力の状態について，具体的に程度や状態を記述する．どのような日常生活・社会生活の場面で，どのようなことが生じているか，どのような援助が必要か，その頻度や内容などについて記載する．

9．障害福祉サービス利用状況（図1-⑨）

利用している障害福祉サービスの内容や頻度，生活保護の有無などを記載する．

自立支援医療（精神通院医療）

自立支援医療の適用を申請する場合に記載する．この制度は，精神疾患・精神障害（発達障害を含む）や，精神障害のために生じた病態（てんかんを含む）に対して，病院または診療所に入院しないで行われる医療が対象となる．自治体によって医療費の助成が行われる場合も自立支援医療が適用されていることが前提となっている場合が多い．世帯の所得状況により1月あたりの負担上限額が設定されており，負担上限額までは自己負担が1割となる．「指定自立支援医療機関（精神通院）」に登録されている原則1か所の指定自立支援医療機関での利用に限られる．受給者証の有効期限は原則として1年で更新が必要である．治療方針に変更がない場合は2回に1回は医師の診断書の省略ができるとされ，手帳の更新と同時申請を行うとそれぞれ2年ごとの診断書提出での申請ができる．

現在の治療内容（図1-⑩）には，自立支援医療（精神通院医療）の対象となる薬剤名や療法（精神障害に対するものでないものは除く）をすべて記入する．対象となる薬剤や療法がない場合は「なし」と記入する．記入がないものは自立支援医療の対象とならない．今後の治療方針（図1-⑪）には通院での治療内容や頻度を具体的に記載する．

障害の状態と等級

等級は先述したように都道府県の審査判定により決定され，年金などの等級とは基準が異なる．

1級：記憶障害，遂行機能障害，注意障害，社会的行動障害のいずれかがあり，その1つ以上が高度で，生活能力の状態が「できない」にいくつか該当するもの．全体像としては，他人の援助を受けなければ，ほとんど自分の用ができない程度のもの．

2級：記憶障害，遂行機能障害，注意障害，社会的行動障害のいずれかがあり，その1つ以上が中等度で，生活能力が「援助があればできる」にいくつかに該当するもの．全体像としては，必ずしも他人の助けを借りる必要はないが，日常生活は困難な程度のもの．

3級：記憶障害，遂行機能障害，注意障害，社会的行動障害のいずれかがあり，いずれも軽度で，生活能力は，「おおむねできるが援助が必要」にいくつかに該当するもの．

年金の診断書

年金については参考のために概略を記載する．診断書の記載はおおむね精神障害者保健福祉手帳の診断書の記載と共通しているところが多い．厚生労働省により診断書（精神の障害用）の記載要領[5]が出されており参照いただきたい．

日常生活能力等については，身体的機能及び精神的機能に加えて，社会的な適応性の程度によって判断されることから，具体的な記載をするように努める．就業している場合は，仕事の種類，内容，就労状況，仕事場で受けている援助の内容，他の従業員との意思疎通の状況などが確認できるように記載する．

障害年金の等級と器質性精神障害の状態の例示としては，1級は高度の認知障害，高度の人格変化，その他の高度の精神神経症状が著明なため，常時の援助が必要なもの，2級は認知障害，人格変化，その他の精神神経症状が著明なため，日常生活が著しい制限を受けるものである．厚生年金および労災では，3級は認知障害，人格変化は著しくないが，その他の精神神経症状があり，労働が制限を受けるもの，もしくは認知障害のため，労働が著しい制限を受けるもの，障害手当金（一時金）は，認知障害のため，労働が制限を受けるものが該当する．

失語は，音声又は言語機能の障害として判定されるが，言語障害と身体障害，精神障害は併存する場合に併合認定がされることから，それぞれについての専用の診断書に記載するか，備考欄などに記載する．

文　献

1) 厚生省保健医療局長：精神障害者保健福祉手帳制度実施要領について．平成7年9月12日　健医発第1132号．一部改正最終　令和2年12月25日　障発1225第1号．
Summary　手帳制度の手続き，等級などについて記載されている．

2) 厚生労働省保健医療局精神保健課長通知：精神障害者保健福祉手帳の診断書の記入に当たって留意すべき事項について．平成7年9月12日　健医精発第45号．一部改正　障精発0401第1号　令和2年4月1日．
Summary　診断書の記載時の留意事項が診断書の記載例とともに記載されている．

3) 厚生省保健医療局長：精神障害者保健福祉手帳の障害等級の判定基準について．平成7年9月12日　健医発第1133号．一部改正最終　平成25年4月26日　障発0426第5号．
Summary　都道府県知事に対して，等級判定基準を示している．

4) 高次脳機能障害の診断基準の検討とその普及啓発に関する研究　研究代表者　三村　將：令和4(2022)年度　厚生労働科学研究費補助金　疾病・障害対策研究分野　障害者政策総合研究．
〔https://mhlw-grants.niph.go.jp/project/163925〕
Summary　令和4年版の高次脳機能障害診断基準が作成された．

5) 厚生労働省・日本年金機構：診断書（精神の障害用）の記載要領．（2020年12月25日更新）
〔https://www.nenkin.go.jp/service/jukyu/shougainenkin/ninteikijun/20160715.files/B.pdf〕
Summary　障害年金の診断書を作成する医師に向けた記載時の留意事項の説明が記載されている．

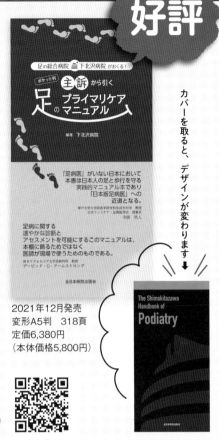
CONTENTS

全日本病院出版会
〒113-0033 東京都文京区本郷3-16-4 Tel：03-5689-5989
www.zenniti.com Fax：03-5689-8030

MB Med Reha No.301：52-56, 2024

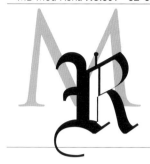

特集／リハビリテーション診療において必要な書類の知識

補装具費支給のための医師意見書

栗林　環*

Abstract　補装具は，障害者総合支援法で支給される身体障害者，身体障害児などの失われた身体機能を補完または代替し，かつ，長時間にわたり継続して使用される用具である．補装具作製に必要な費用（補装具費）は，市町村が決定を行い支給される．補装具には市町村が判断のうえで支給決定するものと，更生相談所の判定を受けて支給するものがあるが，医師が作成する補装具費支給意見書により判定を行うことができる場合がある．意見書を作成する医師は，第15条指定医や日本専門医機構や所属学会が認定した専門医などの要件がある．意見書には作製する補装具がイメージでき，必要性が伝わるような記載が求められる．様式は市町村によって異なるが，横浜市の様式を用いて具体的な記載例とそのポイントを解説する．意見の欄には，補装具の適応，使用目的や使用場所などを記載する．補装具を使用することによってどのような効果が得られるかを具体的に記載することが大切である．

Key words　装具（prosthetics），意見書（opinion document），支給（provision）

はじめに

　補装具は，身体障害者，身体障害児などの失われた身体機能を補完または代替し，かつ，長時間にわたり継続して使用される用具である．また，市町村は補装具を必要とする身体障害者・児に対し，補装具費の支給を行うものとされている．補装具は種目によって，市町村が判断し支給決定するものと，身体障害者更生相談所（以下，更生相談所）に判定依頼をするものがある（表1）．判定が必要な種目について，更生相談所は来所または医師による意見書によって判定を行う．この際，必要となるのが「補装具費支給意見書」である．意見書で判定ができる種目は，市町村によって違いがあるため，確認が必要である．補装具費支給意見書は補装具費支給事務取扱指針において別添様式例

第6号に様式があるが，市町村によって様式は様々で必要な記載内容が異なる．本稿では，横浜市の補装具費支給意見書を用いて，記載のポイントについて解説する．

補装具費支給の仕組み

　補装具費の支給の流れについて，代理受領方式の場合を図1に示す．支給は償還払い方式と代理受領方式があるが，支払い方法の違いである．

　意見書を用いた場合（書類判定）の主な流れは次のようになる．

① 補装具を必要とする利用者が，市町村に補装具費支給の申請を行う．
② 市町村は利用者に意見書を渡す．
③ 利用者は医療機関で補装具の処方を受け，医師が意見書を作成する．

* Tamaki KURIBAYASHI，〒222-0035 神奈川県横浜市港北区鳥山町1770　横浜市障害者更生相談所，所長

表 1. 補装具給付に係る判定事務の取り扱いについて

市町村が決定		
更生相談所が判定		市町村が判断
更生相談所に来所(直接判定)	医師作成の補装具費支給意見書(書類判定)	医師作成の補装具費支給意見書
• 義肢 • 装具 • 座位保持装置* • 電動車椅子	• 補聴器 • 車椅子(オーダーメイド) • 重度障害者用意思伝達装置	• 眼鏡, 義眼 • 車椅子(レディメイド) • 歩行器 • 視覚障害者安全つえ • 歩行補助つえ(1本つえを除く) ※意見書を省略できる場合もある

＊2024 年 4 月, 姿勢保持装置に名称変更

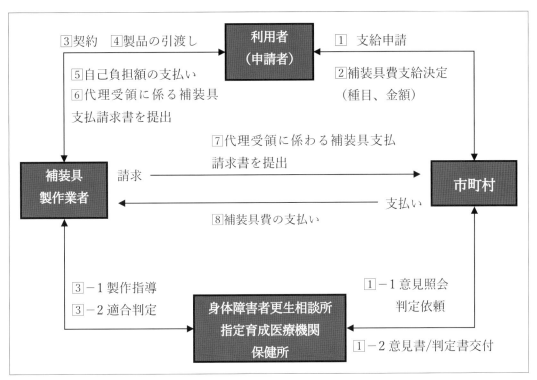

図 1. 補装具費の支給の流れ

④ 利用者は意見書を市町村に提出する.

⑤ 市町村は更生相談所へ判定を依頼する.

⑥ 更生相談所は意見書を元に判定を行い, 判定結果を市町村に戻す(判定書交付).

⑦ 市町村が補装具費支給を決定し, 補装具費決定通知書を交付する.

⑧ 利用者は補装具製作業者と契約し, 補装具の作製を行う.

　※意見書を記載した医師は, 補装具の適合判定を行う.

意見書を作成する医師の要件

　補装具費支給事務取扱指針において, 意見書を作成する医師は次のような要件を満たす者とされている.

① 身体障害者福祉法 第15条第1項に基づく指定医

② 指定自立支援医療機関の医師(日本専門医機構が認定した専門医または所属学会認定の専門医)

③ 国立障害者リハビリテーションセンター学院で行う補装具関係の適合判定医師研修会を修了している医師

④ 意見書のみで市町村が判断する種目に限り，①〜③と同等と認める医師

また，難病患者については難病法 第6条第1項に基づく指定医も可としている．

具体的な要件は市町村で異なる．第15条指定医の資格のみで可とする市町村もあれば，義肢装具等適合判定医師研修会の修了者，整形外科専門医，リハビリテーション科専門医のいずれかの資格が必要とする場合もある．

意見書記載のポイントと注意点（図2，3）

令和5年度の横浜市の様式を用いて短下肢装具を例にして記載内容のポイントについて述べる．

意見書によって判定が行われるため，判定を行う側が作製しようとしている補装具をイメージでき，作製の必要性が伝えられるような記載をすることが大切である．

① 障害名，原傷病名，障害歴

障害名としては右片麻痺や対麻痺，左下肢機能障害など部位も含めて記載する．原傷病名には障害の原因となった傷病名（脳出血，脊髄損傷，ポリオなど）を記載する．障害歴にはリハビリテーションを含む治療経過を記載する．

② 現 症

現在の障害状況を記載する．作製する補装具の必要性が伝わるような記載が求められる．麻痺の程度や筋力，関節可動域などの基本情報の他，ADL，立位・歩行の状況，必要であれば合併症の情報についても記載する．特殊なパーツや付属品を使用する場合は，その医学的理由・適応を必ず記載する．例えば，短下肢装具でT・Yストラップやフレアヒール，補高を必要とする場合は痙性が高いことや内反尖足があることを明記する．

③ 意 見

処方する補装具の適応，使用目的や使用場所などを記載する．補装具を使用することによってど

のような効果を得られるか，例えば「歩行が安定する」などを記載する．過去に交付歴がある場合には，今回処方に至った理由についても記載する（破損，身体および障害状況の変化，使用目的の変更など）．補装具には耐用年数が定められており，原則耐用年数に達するまでは修理が優先される．そのため，耐用年数内で再作製が必要な場合には，「障害の変化によって不適合が生じたため」，あるいは「装具が破損しており修理が困難なため」などを記載する．

補装具は1種目1個が原則とされているが，複数支給が認められることがある．就労などで使用頻度が高く頻回な修理が必要な場合や，屋内外で使い分けが必要な場合などである．その場合は必要性についても記載をする．

④ 今回作製補装具名

今回処方する補装具の種類，名称を記載する．名称は「補装具費の支給基準／取扱要領」に示された用語を用いる．

⑤ 医師診断資格

自治体によっては意見書作成のための資格の記載を求められる．該当するものすべてに○印をつける．

⑥ 処方内容

処方する補装具の詳細を記載する．例示した様式は基本的には該当する項目に○印をつけるかたちになっているが，書類に記載されていない加算要素や付属品，特殊なパーツについては追加して記載をする．自由記載の意見書の場合は，加算要素や付属品のもれがないようにする．これらは医師の指示のもと追加するものであることをよく理解しておく必要がある．

短下肢装具でよくある付属品としてはT・Yストラップがあるが，靴部分に追加する要素もある．足継手について，例えばクレンザック継手はどの完成用部品を使用するかまでは記載する必要はないと考えるが，ゲイトソリューションやRAPSなど特殊な機能を持つ継手を使用する場合には記載が求められる．③意見欄または⑦その

〇〇　市長

医学的判定（意見）書（肢体不自由用）

氏　名			生年月日	T・⑤・H・R 41 年 11 月 20 日生（ 57 歳）	性別	⑱・女
住　所				電話(連絡先)　　　－　　　－		

①②③ 医学的診断

① 医学的診断	障害名	左片麻痺	疾病　　　　外傷
	原傷病名	脳出血	(発生年月日) S・H・⑱ 4 年 10月 11日
②	障害歴	令和4年10月11日脳出血発症、急性期病院入院し保存的に加療。〇〇病院で入院リハビリテーションを施行し、自宅退院、在宅生活を継続している。	
	現症 ※全身所見、MMT、ROM、ADL、合併症症状の変動等	左片麻痺はブルンストロームステージⅢ-Ⅳ-Ⅳである。感覚は中等度鈍麻、痙性は亢進し内反尖足を認める。自宅内外ともに短下肢装具を使用して歩行は自立、ADLは自立している。	
③	意見	屋外歩行のため下肢装具が必要である。	

④ 今回作製補装具名　左両側金属支柱付短下肢装具（屋外用）

⑤ 【医師診断資格（先生の資格について、次の中から該当するものすべてに〇印をお付けください。）】
Ⓐ 義肢装具等適合判定医師研修修了者　　　　B 整形外科専門医　　　　Ⓒ リハビリテーション科専門医
Ⓓ 身体障害者福祉法第15条による指定医（肢体不自由）　E 難病拠点病院・難病協力医療機関（　　　　）科専門医

	名　称	肩　　上腕　　肘　　前腕　　手　　手部　　手指	【医師資格】
義手	型　式	殻構造　　　　骨格構造	A
		能動　　　作業　　　装飾　　　電動	B
	基本構造	ソケット；差込式　顆上支持　吸着式　全面接触　スプリットソケット(短断端)　その他(　　) 継手；(　　　　　　　　　　　　) 手先具；能動ハンド　能動フック　装飾手掌　作業用(　　　　)　電動ハンド　電動フック ハーネス；(　　　　　　　　　　　　)　　肩甲鎖骨切除用(肩のみ)	C

	名　称	股　　大腿　　膝　　下腿　　サイム　　果　　足根中足　　足指	（難病等の場合はEも可）
義足	型　式	殻構造　　　　骨格構造	
		常用　　　　作業用	
	基本構造	ソケット；カナダ　差込式　吸着式　ライナー式　PTB　TSB　PTS　KBM　足袋式　鋼板入　下腿部支持式 二重ソケット　内ソケット；(　　　　) 股・膝継手；固定　遊動　安全膝　多軸　その他(　　　　) 足　部；単軸　多軸　SACH　その他(　　　　) 懸　垂；シレジアハンド　肩吊　腰吊　PTBカフ　ピンアタッチメント　その他(　　　　) その他；ターンテーブル　　　トルクアブソーバー(　　　　)	

⑥ 下肢装具・靴型装具	名　称	股　　長下肢　　膝　　⟨短下肢⟩　　ツイスター　　足底	
	基本構造	⟨採寸⟩　　　　　採型	
		⟨両側支柱⟩　片側支柱　硬性　　軟性　　板ばね　　その他(　　　　)	
		足継手；固定　箱型　⟨クレンザック⟩　シングル　　)　プラスチック(　　　　)	
		膝継手；固定　遊動　輪止　スイス　ダイヤル　多軸　プラスチック(　　　　)	
		股継手；固定　遊動　その他(　　　　)	
		足　部；足部覆い　⟨短靴⟩　チャッカ靴　半長靴　長靴　標準靴	
		⟨整形靴⟩　　特殊靴	
		その他；⟨T・Yストラップ⟩　補高(　　cm)　その他(**外側フレアヒール**)	

体幹装具	名　称	頚椎　　　胸椎　　　腰椎　　　仙腸　　　側彎症用
	基本構造	金属枠　硬性　軟性　骨盤帯　カラー　その他(ミルウォーキー型・その他　　　)
上肢装具	名　称	肩　　肘　　手背屈　　長対立・短対立　　把持　　MP　　指　　BFO
	基本構造	金属枠　両側支柱　硬性　軟性　手関節駆動式　その他(　　　)　継手；(　　)

図 2. 補装具費支給意見書　短下肢装具

座位保持装置＊	身体部位；頭・頸部（採寸　採型）　上肢（右　左／採寸　採型）　体幹部（採寸　採型） 骨盤・大腿部（採寸　採型）　下腿・足部（右　左） 支 持 部；頭部（　）　上肢（　）　体幹部（　） 骨盤・大腿部（　）　下腿部（　）　足部（　） 支持部連結；（　）／　調節機構；（　） 構造ﾌﾚｰﾑ；（　）　ティルト機構（有　無）　車椅子　電動車椅子 ※　車椅子または電動車椅子としての機能を付加する場合は、下記の「車椅子・電動車椅子」欄にも記入してください。		A B C
	完成用部品		
	付属品		

≀≀

歩行器	六輪　四輪；腰掛け（有・無）　三輪　二輪　固定　交互　その他 （　）
歩行補助つえ	松葉（木材（伸縮）・軽金属（伸縮））　カナディアン　ロフストランド　多脚　プラットホーム

⑦【その他補装具の処方及び工作的所見】

令和　5　年　12 月　15 日作成

所在地（郵便　－　）

（電話　－　－　）

医療機関名　△△△　リハビリテーション病院　医師名　〇〇　〇子

※以下は記入しないで下さい。

【医学的判定】
障害者総合支援法による上記補装具が必要であることを［認めます］［認めません］。
令和　年　月　日
〇〇市障害者更生相談所　医師

判定結果は上記の通りです。

障害者更生相談所長　印

図 3. 補装具費支給意見書　短下肢装具
＊2024 年 4 月，姿勢保持装置に名称変更

他補装具の処方及び工作的所見の欄に必要な理由を記載する．義足で高機能な継手が必要な場合などでもその必要性を記載する．

⑦ **その他補装具の処方及び工作的所見**

⑥ 補装具の欄に書ききれない事項や特記事項があれば記載する．

終わりに

補装具費支給意見書による判定（書類判定）は，更生相談所の来所判定（直接判定）と比べて，申請者にとって時間的，距離的にも負担が少なく，普段から障害状況を把握している医師によって処方されることは利点が多いと考える．しかし，記載内容に不備があると，問い合わせ等のやりとりが生じ，支給決定までにかえって時間を要することになる．補装具処方に関わる医師として，補装具費支給制度についてしっかり理解し，適切な意見書を記載することは大切である．また，支給決定された補装具についてはしっかりと製作に関わり，適合判定を行い，可能であれば使用状況についてフォローアップまで行うことも重要と考える．

文　献

1）厚生労働省：補装具費支給事務取扱指針について．
2）高岡　徹：障害者診断書・意見書作成ガイド　補装具費支給意見書（肢体不自由用）．*J Clin Rehabil*，18：735-740，2009．

MB Med Reha **No.301**：**57-63**, 2024

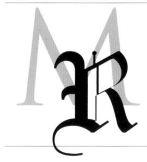

特集／リハビリテーション診療において必要な書類の知識

障害者総合支援法における
障害支援区分のための医師意見書

松岡美保子[*1]　越智文雄[*2]

Abstract　「主治医意見書」は，臨床医にとって記載の機会が多く馴染み深い書類である．それゆえ，「医師意見書」と聞くと，「主治医意見書」の間違いではないかと思うかもしれない．「医師意見書」は障害者総合支援法において障害支援区分が認定される際に医学的な意見を記すものであり，介護保険制度において要介護認定が決定される際に用いられる「主治医意見書」とは異なるものである．2つの意見書の様式や文言には似ている点が多々あるため，見慣れた・書き慣れた「主治医意見書」と同様に記載し始めることができる．しかし一般的に高齢者を対象としている介護保険制度と異なり，障害者（身体・精神・知的及び発達障害者，難病患者）を対象としていることから異なる視点での様式となっており，部分的に注意が必要である．本稿では，書き方の留意点に加えて，馴染み深い「主治医意見書」との相違についても記した．

Key words　医師意見書(Medical opinion)，障害者総合支援法(Act on Comprehensive support for Persons with Disabilities)，障害支援区分(Classification of disability support)

はじめに

　障害者総合支援法における「医師意見書」は，介護保険制度における「主治医意見書」と似た性格のものである．すなわち，障害者総合支援法の対象となる障害者が障害福祉サービスを利用するためには，標準的な支援の度合いを総合的に障害支援区分の認定（以下，区分認定）を市町村から受ける必要があるが，「医師意見書」は市区町村が区分認定を行う際に用いられる書類であり，区分認定の申請者が障害福祉サービスを必要とする要因について，医師が医学的な意見を記しているものである．

　「医師意見書」は，区分認定の流れの中で，市町村が一次判定（コンピュータ判定）を行う際および市町村審査会が二次判定を行う際に検討対象となる．また区分認定がされた後，サービス等利用計画作成時にも利用されることがある（医師意見書の記載者が同意した場合のみ）．市町村審査会では医療関係者以外の委員も判定を行うことになるため，なるべく難解な専門用語を用いることを避け，平易にわかりやすく記載することが望ましい点も含めて，「主治医意見書」と同じような位置づけである．

　「医師意見書」の記載内容は，「主治医意見書」と同様に，傷病に関する意見，特別な医療，身体の状態に関する意見，サービスに関する意見等がある．しかし「主治医意見書」にある心身の状態に関する意見（日常生活の自立度等，認知症の中核症状，認知症の行動・心理症状）や生活機能に関する意見（移動，栄養・食生活等）の欄はなく，行動及び精神等の状態に関する意見（精神症状・能力障害二軸評価，生活障害評価，てんかん等）の欄があ

[*1] Mihoko MATSUOKA，〒569-1116 大阪府高槻市白梅町5-7　社会医療法人愛仁会愛仁会リハビリテーション病院診療部，医長
[*2] Fumio OCHI，同病院，院長

ることが「医師意見書」の特徴である．下記に「主治医意見書」との相違や書き方の留意点について記す[1)2)]．

書き方の留意点
（図 1 に示した数字で解説）

1．傷病に関する意見
① 診断名は，障害や生活機能低下を引き起こした，より主体であると考えられるものから順に記載する．4 種類以上になる時は，「6. その他特記すべき事項」欄に記載する．
② 入院歴には，前述の「診断名」に記載した傷病による入院歴だけではなく，直近の入院歴を記載する．
③ 症状としての安定性については，疾患の急性期や慢性疾患の急性増悪期などで積極的な医学的管理を必要とすることが予想される場合に，具体的な内容を記載する．また難病などの場合で寛解・再燃もしくは進行の可能性がある場合や症状の変化がある場合にも，日内変動・毎日のように変動・月単位の変動・ゆっくりと変動する・急に変動するなどについて記載する．
④ 傷病の経過及び投薬内容を含む治療内容についての要点を簡潔に記載する．傷病以外に生活機能を低下させる要因があれば記入する．投薬については薬剤の羅列だけではなく，必ず服用しなければならない薬剤，頓服が必要な薬剤を整理して記載する．持効性抗精神病薬注射・濃度モニタリングを行っている場合もこの欄に記載する．意識障害がある場合には，その状況について具体的に記載する．てんかんを認める場合には，発作の種類（部分発作や全般発作など）についても記載する．

2．身体の状況に関する意見
一次判定に用いられる「(3)麻痺」，「(5)関節の拘縮」については，特に記載漏れがないよう注意する．レ点がなければそれらの障害がないと見なされる（自治体によっては「麻痺なし」「拘縮なし」を選択できる様式になっている）．
⑤ 体重変化については，過去 6 か月程度において 3％程度の増減を目途に，該当する□にレ点を

つける．
⑥ その他の皮膚疾患とは，褥瘡以外で身体介助・入浴などに支障のある皮膚疾患がある状態を記載する．

3．行動及び精神等の状態に関する意見
「(2)精神症状・能力障害の二軸評価」，「(3)生活障害評価」，「(5)てんかん」については，一次判定に用いられる．特に「(2)精神症状・能力障害の二軸評価」，「(3)生活障害評価」については，これらの障害がなくても，1 の□にレ点を入れておかなければ，一次判定ができないため注意が必要である．「(5)てんかん」はレ点がなければ，てんかんはないと見なされる（自治体によっては「てんかんなし」を選択できる様式になっている）．
⑦ 行動上の障害は，「主治医意見書」の認知症周辺症状の項目に似ているが，「自傷」・「危険の認識が困難」という項目がある．「支援への抵抗」とは，支援者の助言や支援に抵抗し，支援に支障がある状態を指す．単に助言に従わない場合は含まない．「不潔行為」とは，排泄物を弄んだりまき散らす場合などの行為を行う状態であり，体が清潔でないことは含まれない．
⑧ 精神症状・能力障害二軸評価と生活障害評価については後述の評価基準（表 1, 2）を参考に，入院・入所のような保護的な環境ではなく，例えばアパートなどで単身生活を行った場合を想定して，その場合の生活能力の障害の状態を判定する．
⑨ 精神・神経症状は，認知症よりも精神・知的障害もしくは高次脳機能障害による症状に近しい表現となっている．

4．特別な医療（現在，定期的あるいは頻回に受けている医療）
⑩ 過去 14 日間に受けた，看護職員などが行った診療補助行為について該当する□にレ点をつける．医師でなければ行えない行為，もしくは家族・本人が行える類似の行為は含まれない．「主治医意見書」に加えて，「喀痰吸引処置」の項目が追加されている．

5．サービス利用に関する意見
⑪ 現在あるかまたは今後おおむね 6 か月以内に発

医師意見書

記入日　令和　　年　　月　　日

| 申　請　者 | （ふりがな） | 男・女 | 〒　　　－ |
| | 明・大・昭・平・令　　年　　月　　日生（　　歳） | | 連絡先　　　　　（　　　） |

上記の申請者に関する意見は以下の通りです。
主治医として本意見書がサービス等利用計画の作成に当たって利用されることに　　□同意する。　□同意しない。
医師氏名
医療機関名　　　　　　　　　　　　　　　　　　　　　　　　電話　　　　（　　　）
医療機関所在地　　　　　　　　　　　　　　　　　　　　　　ＦＡＸ　　　（　　　）

（1）最 終 診 察 日	平成・令和　　　　年　　　　月　　　　日
（2）意見書作成回数	□初回　□2回目以上
（3）他 科 受 診	□内科　□精神科　□外科　□整形外科　□脳神経外科　□皮膚科　□泌尿器科 □婦人科　□眼科　□耳鼻咽喉科　□リハビリテーション科　□歯科　□その他（　　　　　　　）

1．傷病に関する意見

① （1）診断名（障害の直接の原因となっている傷病名については1．に記入）及び発症年月日

　　　1.＿＿＿＿＿＿＿＿＿＿＿＿＿　発症年月日（昭和・平成・令和　　年　　月　　日頃）
　　　2.＿＿＿＿＿＿＿＿＿＿＿＿＿　発症年月日（昭和・平成・令和　　年　　月　　日頃）
　　　3.＿＿＿＿＿＿＿＿＿＿＿＿＿　発症年月日（昭和・平成・令和　　年　　月　　日頃）

② 入院歴（直近の入院歴を記入）

　　　1．昭和・平成・令和　　年　　月～　　年　　月（傷病名：　　　　　　　　　）
　　　2．昭和・平成・令和　　年　　月～　　年　　月（傷病名：　　　　　　　　　）

③ （2）症状としての安定性　［不安定である場合、具体的な状況を記入。
特に精神疾患・難病については症状の変動についてわかるように記入。］

④ （3）障害の直接の原因となっている傷病の経過及び投薬内容を含む治療内容

2．身体の状態に関する意見

一次判定に使用される項目

⑤ （1）身体情報　　利き腕（□右　□左）　身長＝　　cm　体重＝　　kg（過去6ヶ月の体重の変化　□増加　□維持　□減少）
（2）四肢欠損　　（部位：　　　　　　　　　　　）
（3）麻痺　　　　右上肢　（程度：□軽　□中　□重）　　　左上肢　（程度：□軽　□中　□重）
　　　　　　　　右下肢　（程度：□軽　□中　□重）　　　左下肢　（程度：□軽　□中　□重）
　　　　　　　　その他　（部位：＿＿＿＿＿＿＿＿＿＿＿＿＿＿　程度：□軽　□中　□重）
（4）筋力の低下　（部位：＿＿＿＿＿＿＿＿＿＿＿＿　程度：□軽　□中　□重）
　　　　　　　　（過去6ヶ月の症状の変動　□改善　□維持　□増悪）
（5）関節の拘縮　肩関節　右（程度：□軽　□中　□重）　　　左（程度：□軽　□中　□重）
　　　　　　　　肘関節　右（程度：□軽　□中　□重）　　　左（程度：□軽　□中　□重）
　　　　　　　　股関節　右（程度：□軽　□中　□重）　　　左（程度：□軽　□中　□重）
　　　　　　　　膝関節　右（程度：□軽　□中　□重）　　　左（程度：□軽　□中　□重）
　　　　　　　　その他　（部位：＿＿＿＿＿＿＿＿＿＿＿＿＿　程度：□軽　□中　□重）
（6）関節の痛み　（部位：＿＿＿＿＿＿＿＿＿＿＿＿　程度：□軽　□中　□重）
　　　　　　　　（過去6ヶ月の症状の変動　□改善　□維持　□増悪）
（7）失調・不随意運動　上肢　右（程度：□軽　□中　□重）　　　左（程度：□軽　□中　□重）
　　　　　　　　　　　体幹　　（程度：□軽　□中　□重）
　　　　　　　　　　　下肢　右（程度：□軽　□中　□重）　　　左（程度：□軽　□中　□重）
（8）褥瘡　　　　（部位：＿＿＿＿＿＿＿＿＿＿＿＿　程度：□軽　□中　□重）
⑥ （9）その他の皮膚疾患　（部位：＿＿＿＿＿＿＿＿＿＿＿＿　程度：□軽　□中　□重）

図 1．障害者総合支援法における障害支援区分　医師意見書

（文献1より引用）

3．行動及び精神等の状態に関する意見

⑦ **（1）行動上の障害**
- □昼夜逆転　　□暴言　　□自傷　　□他害　　□支援への抵抗　　□徘徊
- □危険の認識が困難　　□不潔行為　　□異食　　□性的逸脱行動　　□その他（　　　　　　　）

⑧ **（2）精神症状・能力障害二軸評価**　　　　〈判定時期　平成・令和　　年　　月〉
- 精神症状評価　　□1　□2　□3　□4　□5　□6
- 能力障害評価　　□1　□2　□3　□4　□5

（3）生活障害評価　　　　〈判断時期　平成・令和　　年　　月〉

食事	□1	□2	□3	□4	□5	生活リズム	□1	□2	□3	□4	□5
保清	□1	□2	□3	□4	□5	金銭管理	□1	□2	□3	□4	□5
服薬管理	□1	□2	□3	□4	□5	対人関係	□1	□2	□3	□4	□5
社会的適応を妨げる行動	□1	□2	□3	□4	□5						

⑨ **（4）精神・神経症状**
- □意識障害　　□記憶障害　　□注意障害　　□遂行機能障害
- □社会的行動障害　　□その他の認知機能障害　　□気分障害（抑うつ気分、軽躁／躁状態）
- □睡眠障害　　□幻覚　　□妄想　　□その他（　　　　　　　　）
- 専門科受診の有無　□有（　　　　　　　　　）　□無

（5）てんかん
- □週1回以上　□月1回以上　□年1回以上

一次判定に使用される項目

⑩ 4．特別な医療（現在、定期的あるいは頻回に受けている医療）

処置内容	□点滴の管理　　□中心静脈栄養　　□透析　　□ストーマの処置		
	□酸素療法　　□レスピレーター　　□気管切開の処置　　□疼痛の管理		
	□経管栄養（胃ろう）　　□喀痰吸引処置（回数　　回／日）　　□間歇的導尿		
特別な対応	□モニター測定（血圧、心拍、酸素飽和度等）　　□褥瘡の処置		
失禁への対応	□カテーテル（コンドームカテーテル、留置カテーテル 等）		

5．サービス利用に関する意見

⑪ **（1）現在、発生の可能性が高い病態とその対処方針**
- □尿失禁　　□転倒・骨折　　□徘徊　　□褥瘡　　□嚥下性肺炎　　□腸閉塞
- □易感染性　　□心肺機能の低下　　□疼痛　　□脱水　　□行動障害　　□精神症状の増悪
- □けいれん発作　　□その他（　　　　　　　　　）
- →　対処方針（　　　　　　　　　　　　　　　　　　　　　　　　　）

⑫ **（2）障害福祉サービスの利用時に関する医学的観点からの留意事項**
- 血圧について　　（　　　　　　　　　　　　　　　　　　　　　　）
- 嚥下について　　（　　　　　　　　　　　　　　　　　　　　　　）
- 摂食について　　（　　　　　　　　　　　　　　　　　　　　　　）
- 移動について　　（　　　　　　　　　　　　　　　　　　　　　　）
- 行動障害について（　　　　　　　　　　　　　　　　　　　　　　）
- 精神症状について（　　　　　　　　　　　　　　　　　　　　　　）
- その他　　　　　（　　　　　　　　　　　　　　　　　　　　　　）

⑬ **（3）感染症の有無（有の場合は具体的に記入）**
- □有（　　　　　　　　　　　　　　　　）　□無　　□不明

⑭ 6．その他特記すべき事項

障害支援区分の認定やサービス等利用計画の作成に必要な医学的なご意見等をご記載してください。なお、専門医等に別途意見を求めた場合はその内容、結果も記載してください。（情報提供書や身体障害者申請診断書の写し等を添付して頂いても結構です。）

図1のつづき．障害者総合支援法における障害支援区分　医師意見書

（文献1より引用）

表 1. 精神症状・能力障害二軸評価

a. 精神症状評価

精神症状の評価は，知的障害による精神症状の評価を含み，知的障害そのものによる日常生活等の障害は，「b. 能力障害評価」で判定するものとする．

1	症状がまったくないか，あるいはいくつかの軽い症状が認められるが日常の生活の中ではほとんど目立たない程度である．
2	精神症状は認められるが，安定化している．意思の伝達や現実検討も可能であり，院内や施設等の保護的環境ではリハビリ活動等に参加し，身辺も自立している．通常の対人関係は保っている．
3	精神症状，人格水準の低下，認知症などにより意思の伝達や現実検討にいくらかの欠陥がみられるが，概ね安定しつつあるか，または固定化されている．逸脱行動は認められない．または軽度から中等度の残遺症状がある．対人関係で困難を感じることがある．
4	精神症状，人格水準の低下，認知症などにより意思の伝達か判断に欠陥がある．行動は幻覚や妄想に相当影響されているが逸脱行動は認められない．あるいは中等度から重度の残遺症状（欠陥状態，無関心，無為，自閉など），慢性の幻覚妄想などの精神症状が遷延している．または中等度のうつ状態，そう状態を含む．
5	精神症状，人格水準の低下，認知症などにより意思の伝達に粗大な欠陥（ひどい滅裂や無言症）がある．時に逸脱行動が見られることがある．または最低限の身辺の清潔維持が時に不可能であり，常に注意や見守りを必要とする．または重度のうつ状態，そう状態を含む．
6	活発な精神症状，人格水準の著しい低下，重度の認知症などにより著しい逸脱行動（自殺企図，暴力行為など）が認められ，または最低限の身辺の清潔維持が持続的に不可能であり，常時厳重な注意や見守りを要する．または重大な自傷他害行為が予測され，厳重かつ持続的な注意を要する．しばしば隔離なども必要となる．

b. 能力障害評価

判定に当たっては以下のことを考慮する．

① 日常生活あるいは社会生活において必要な「支援」とは助言，指導，介助などをいう．

② 保護的な環境（例えば入院・施設入所しているような状態）でなく，例えばアパート等で単身生活を行った場合を想定して，その場合の生活能力の障害の状態を判定する

1	精神障害や知的障害を認めないか，または，精神障害，知的障害を認めるが，日常生活および社会生活は普通に出来る． • 適切な食事摂取，身辺の清潔保持，金銭管理や買い物，通院や服薬，適切な対人交流，身辺の安全保持や危機対応，社会的手続きや公共施設の利用，趣味や娯楽あるいは文化的社会的活動への参加などが自発的に出来るあるいは適切に出来る． • 精神障害を持たない人と同じように日常生活及び社会生活を送ることが出来る．
2	精神障害，知的障害を認め，日常生活または社会生活に一定の制限を受ける． • 「1」に記載のことが自発的あるいは概ね出来るが，一部支援を必要とする場合がある． • 例えば，一人で外出できるが，過大なストレスがかかる状況が生じた場合に対処が困難である． • デイケアや就労継続支援事業などに参加するもの，あるいは保護的配慮のある事業所で，雇用契約による一般就労をしている者も含まれる．日常的な家事をこなすことは出来るが，状況や手順が変化したりすると困難が生じることがある．清潔保持は困難が少ない．対人交流は乏しくない．引きこもりがちではない．自発的な行動や，社会生活の中で発言が適切に出来ないことがある．行動のテンポはほぼ他の人に合わせることができる．普通のストレスでは症状の再燃や悪化が起きにくい．金銭管理は概ね出来る．社会生活の中で不適切な行動をとってしまうことは少ない．
3	精神障害，知的障害を認め，日常生活または社会生活に著しい制限を受けており，時に応じて支援を必要とする． • 「1」に記載のことが概ね出来るが，支援を必要とする場合が多い． • 例えば，付き添われなくても自ら外出できるものの，ストレスがかかる状況が生じた場合に対処することが困難である．医療機関等に行くなどの習慣化された外出はできる．また，デイケアや就労継続支援事業などに参加することができる．食事をバランスよく用意するなどの家事をこなすために，助言などの支援を必要とする．清潔保持が自発的かつ適切にはできない．社会的な対人交流は乏しいが引きこもりは顕著ではない．自発的な行動に困難がある．日常生活の中での発言が適切にできないことがある．行動のテンポが他の人と隔たってしまうことがある．ストレスが大きいと症状の再燃や悪化を来たしやすい．金銭管理ができない場合がある．社会生活の中でその場に適さない行動をとってしまうことがある．
4	精神障害，知的障害を認め，日常生活または社会生活に著しい制限を受けており，常時支援を要する． • 「1」に記載のことは常時支援がなければ出来ない． • 例えば，親しい人との交流も乏しく引きこもりがちである．自発性が著しく乏しい．自発的な発言が少なく発言内容が不適切であったり不明瞭であったりする．日常生活において行動のテンポが他の人のペースと大きく隔たってしまう．些細な出来事で，病状の再燃や悪化を来たしやすい．金銭管理は困難である．日常生活の中でその場に適さない行動をとってしまいがちである．
5	精神障害，知的障害を認め，身の回りのことはほとんど出来ない． • 「1」に記載のことは支援があってもほとんど出来ない． • 入院・入所施設等患者においては，院内・施設内等の生活に常時支援を必要とする．在宅患者においては，医療機関等への外出も自発的にできず，付き添いが必要である．家庭生活においても，適切な食事を用意したり，後片付けなどの家事や身辺の清潔保持も自発的には行えず，常時支援を必要とする．

（文献 1 より引用）

表 2. 生活障害評価

a. 食事

1	適当量の食事を適時にとることができる．（外食，自炊，家族・施設からの提供を問わない）
2	時に支援や施設等からの提供を必要とする場合があるが，「1」がだいたい自主的にできる．
3	時に支援がなければ，偏食したり，過食になったり，不規則になったりする．
4	いつも同じものばかりを食べたり，食事内容が極端に貧しかったり，いつも過食になったり，不規則になったりする．常時支援を必要とする．
5	常に食事へ目を配っておかないと不食に陥ったり，偏食，過食など問題の食行動があり，健康を害す．

b. 生活リズム

1	一定の時刻に自分で起きることができ，自分で時間の過ごし方を考えて行動できる．（※一般的には午前9時には起きていることが望まれる）
2	時に寝過ごすことがあるが，だいたい自分なりの生活リズムが確立している．夜間の睡眠も1時間以内のばらつき程度である．生活リズムが週1度以内の崩れがあってもすぐに元に戻る．
3	時に助言がなければ，夜更かししたり，朝寝過ごすが，週に1度を越えて生活リズムを乱すことがあっても元に戻る．夜間の睡眠は1~2時間程度のばらつきがある．
4	就寝や起床が遅く，生活のリズムが週1回を越えて不規則に傾きがちですぐには元に戻らないため，常時支援を必要とする．
5	臥床がちで，昼夜逆転したりする．

c. 保清

1	洗面，整髪，ひげ剃り，入浴，着替え等を自主的に問題なく行っている．必要に応じて（週に1回くらいは），自主的に掃除やかたづけができる．TPOに合った服装ができる．
2	洗面，整髪，ひげ剃り，入浴，着替え等をある程度自主的に行っている．回数は少ないが，自室の清掃やかたづけをだいたい自主的におこなえる．
3	個人衛生を保つためには，週1回程度の支援が必要である．自室の清掃やかたづけについて，週1回程度助言がなければ，ごみがたまり，部屋が乱雑になる．
4	個人衛生を保つために，常時支援とする．自室の清掃やかたづけを自主的にはせず，いつもごみがたまり，部屋が乱雑になる．
5	常時支援をしても，個人衛生を保つことができず，自室の清掃やかたづけをしないか，できない．

d. 金銭管理

1	1か月程度のやりくりが自分で出来る．また，大切な物を管理できる．
2	時に月の収入を超える出費をしてしまい，必要な出費（食事等）を控えたりする．時折大切な物を失くしてしまう．
3	1週間程度のやりくりはだいたいできるが，時に助言を必要とする．また大切な物をなくしたりする為に時として助言が必要になる．
4	3~4日に一度手渡して相談する必要がある．大切な物の管理が一人では難しく，常時支援を必要とする．
5	持っているお金をすぐに使ってしまう．大切な物の管理が自分では出来ない．

e. 服薬管理

1	薬の必要性を理解しており，適切に自分で管理している．
2	薬の必要性は理解しているいないにかかわらず，時に飲み忘れることもあるが，助言が必要なほどではない．（週に1回以下）
3	薬の必要性は理解しておらず，時に飲み忘れるので助言を必要とする．（週に2回以上）
4	飲み忘れや，飲み方を間違えたり，拒薬，大量服薬をすることがしばしばある．常時支援（場合によりデポ剤使用），さらに，薬物血中濃度モニター管理を必要とする．
5	常時支援をしても服薬しないか，できないため，ケア態勢の中で与薬を行ったり，デポ剤が中心となる．さらに，薬物血中濃度モニターは不可欠である．

（文献1より引用）

表 2 のつづき. 生活障害評価

f. 対人関係

1	挨拶や当番などの最低限の近所づきあいが自主的に問題なくできる. 近所, 仕事場, 社会復帰施設, 病棟等で, 他者と大きなトラブルをおこさずに行動をすることができる. 必要に応じて, 誰に対しても自分から話せる. 同世代の友人を自分からつくり, 継続してつきあうことができる.
2	「1」が, だいたい自主的にできる.
3	だいたいできるが, 時に助言がなければ孤立的になりがちで, 他人の行動に合わせられなかったり, 挨拶や事務的なことでも, 自分から話せない. また助言がなければ, 同世代の友人を自分からつくり, 継続してつきあうことができず, 周囲への配慮を欠いた行動をとることがある.
4	「1」で述べたことがほとんどできず, 近所や集団から孤立しがちとなる. 「3」がたびたびあり, 強い助言や介入などの支援を必要とする.
5	助言・介入などの支援してもできないか, あるいはしようとせず, 隣近所・集団とのつきあい・他者との協調性・自発性・友人等とのつきあいが全くなく孤立している.

g. 社会的適応を妨げる行動

1	周囲に恐怖や強い不安を与えたり, 小さくても犯罪行為を行なったり, どこへ行くかわからないなどの行動が見られない.
2	この 1 か月に, 「1」のような行動は見られなかったが, それ以前にはあった.
3	この 1 か月に, そのような行動が何回かあった.
4	この 1 週間に, そのような行動が数回あった.
5	そのような行動が毎日のように頻回にある.

（文献 1 より引用）

生する可能性が高い状態があれば，該当する□にレ点をつけ，その対処方針(緊急時の対応を含む)についての要点を記載する.「主治医意見書」に加えて，「腸閉塞」・「行動障害」・「精神症状の増悪」・「けいれん発作」が追加されている.

⑫ 障害福祉サービスの利用時に関する医学的観点からの留意事項は，血圧に関する留意事項があれば具体的に記載し，またどの程度の運動負荷なら可能かという点などについても記載する. 移動とは歩行だけではなく，居室とトイレの移動や，ベッドと車椅子，車椅子と便座などへの移乗も含む. 行動障害・精神症状については，生じないようにするための対応や，生じた際に対処法など具体的に記載する.

⑬ 感染症は，サービス提供時の二次感染を防ぐ観点から留意すべき感染症について記載する. 申請者のプライバシーに配慮する必要がある.

6. その他特記すべき事項

⑭ 認定調査項目では把握できないと思われる症状・障害の変動性，生活上の機能障害とこれらに起因する支援の必要性や程度を判定する参考となる情報があれば記載する. また前の欄で記載しきれなかったことや選択式では表現できなかったことを簡潔に記載する. 障害特性に応じて，避けた方が良い行為や動作についても記載する. 情報提供書や身体障害者申請診断書などを添付しても良いが，その場合は情報提供者の了解を取る必要がある.

おわりに

的確な障害支援区分認定ならびにサービス提供において，医師意見書の記載内容は大変重要である. 数多くの書類記載業務がある中ではあるが，生活困難の実情を具体的に記載するなど，必要な情報を漏らさず，遅滞なく記入するようにしたい.

文　献

1）厚生労働省社会・援護局障害保健福祉部：「障害者総合支援法における障害支援区分　医師意見書記載の手引き」令和 3 年(2021 年)2 月.〔https://www.mhlw.go.jp/content/000736750.pdf〕

2）「障害支援区分に係る研修資料《医師意見書編》第 4 版」2022 年 3 月.〔https://www.mhlw.go.jp/content/000911537.pdf〕

MB Med Reha **No.301**：**64-71**, 2024

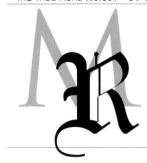

特集／リハビリテーション診療において必要な書類の知識

特別障害者手当認定診断書：肢体不自由

影近謙治*

Abstract　特別障害者手当とは，「特別障害者」を対象に国から支給される手当である．特別障害者とは，「障害児福祉手当及び特別障害者手当の支給に関する省令」で定められている，医療機関に3か月以上継続して入院しておらず，施設などに入所していない，精神または身体に著しく重度の障害があり，常に日常生活での介護が必要な20歳以上の人である．

特別障害者手当の認定基準は，日常生活の状況や医師の診断書などをもとに自治体が判断する．認定基準の目安は，おおむね身体障害者手帳1～2級程度，もしくは療育手帳1～2度程度の障害が重複している状態，またはこれらと同等の障害や疾病がある状態である．

特別障害者手当は，在宅などでの生活を支える経済的なサポートとなるが，障害年金と併給ができる場合もあり，高齢者も受給することができる．特別障害者手当と合わせて利用できる支援もある．

Key words　特別障害者手当(Special disability allowance)，特別障害者(Special disability)，障害年金(Disability pension)，障害者手帳(Disability recordbook)

はじめに

障害者・児が，地域での生活に必要なサービスを利用するためには，障害者手帳を取得しなければならない．障害者手帳には「身体障害者手帳」と，知的障害者の「療育手帳」，精神障害者の「精神障害者保健福祉手帳」の3種類があり，税金の減免や公共料金の割引などが受けられる．本人の申請により都道府県と政令指定都市，中核市が交付する．

また障害のある人の生活の経済的保障としては，障害児福祉手当，特別障害者手当，特別児童扶養手当，心身障害者扶養共済，児童扶養手当などの手当，共済制度がある[1]．特別障害者手当はその中の1つであり，「特別障害者」を対象に国から支給される手当であり，本稿ではその取得の手順および診断書の記載などについて説明する．

特別障害者とは

特別障害者とは，「障害児福祉手当及び特別障害者手当の支給に関する省令」で定められている，医療機関に3か月以上継続して入院しておらず，施設などに入所していない，精神または身体に著しく重度の障害があり，常に日常生活での介護が必要な20歳以上の人である．

特別障害者手当とは

特別障害者手当は，「特別障害者」を対象に国から支給される手当で，常時特別な介護が必要な在宅の重度障害者に支給される手当である．

特別障害者手当は，受給している人の障害の状態により「無期認定」と「有期認定」がある．無期認定の場合，今後も障害の程度が変化しないと認定され，受給期間の設定がないため，再認定の手続

* Kenji KAGECHIKA, 〒927-0027 石川県鳳珠郡穴水町字川島タ-8　公立穴水総合病院リハビリテーション科，部長／富山県高次脳機能障害支援センター，センター長

きをしなくても手当を受給できる.

有期認定の場合,時間経過とともに障害の程度が変化する可能性があると認定され,手当の受給期間が定められる.受給期間が終わり,引き続き受給を希望する場合は,診断書などを提出して,再認定を受ける必要がある.

手当の内容

申請月の翌月分から支給される.支給金額は,毎月 28,840 円,年間で 346,080 円(2024 年 4 月現在)が支給される.支給は毎月ではなく,原則として毎年 2 月,5 月,8 月,11 月に,それぞれの前月分までが支給される(例:5 月支給金額=2〜4 月の 3 か月分,86,520 円)[2].

なお,上記の支給金額は令和 6 年 4 月より適用された金額で,今後,変わる可能性がある.

特別障害者手当の対象者

特別障害者手当の対象となるのは,以下をすべて満たす場合である.
- 20 歳以上
- 精神または身体に著しく重度の障害がある
- 日常生活で常に特別な介護が必要
- 受給者,もしくは受給者の配偶者・扶養義務者の前年度の収入が一定水準以下
- 医療機関に 3 か月以上入院していない
- 障害者支援施設などに入所していない

なお,グループホームなどに入居している人は対象になる場合があり,支給対象になる施設の詳細は各自治体の窓口での確認が必要である.

認定基準

特別障害者手当の認定基準は,日常生活の状況や医師の診断書などをもとに自治体が判断する.認定基準の目安は,おおむね身体障害者手帳 1〜2 級程度,もしくは療育手帳 1〜2 度程度の障害が重複している状態,またはこれらと同等の障害や疾病がある状態である.

認定基準の例:認定基準はそれぞれの障害について法で定められている.以下に 1 例を記載する[3].

視覚障害:両眼の視力の和が 0.02 以下
聴覚障害:両耳の聴力が補聴器を用いても音声を識別できない程度
肢体不自由:両上肢の機能に著しい障害を有する
知的障害:食事や身のまわりのことを行うのに全面的な援助が必要,かつ会話による意思の疎通が不可能か著しく困難
精神障害:統合失調症,てんかんなどで,日常生活において常時の介護または援助を必要とする程度以上など

20 歳以上で,精神または身体に著しく重度の障害(おおむね 2 つ以上の重度の障害を重複)があり(表 1),在宅生活をしている人(高齢者や障害年金を受給している人も含む).ただし,3 か月以上入院または入所している人や,障害者本人,配偶者および扶養義務者の所得が政令で定める額以上の場合は受給できない.所得制限については,受給資格者(特別障害者)の前年の所得が一定の額を超える時,もしくはその配偶者または受給資格者の生計を維持する扶養義務者(同居する父母等の民法に定める者)の前年の所得が一定の額以上であるときは手当は支給されない(表 2)[2].

申請方法と受給の流れ

市区町村の障害福祉担当課に申請する.手続きに必要な書類は認定請求書,診断書,預金通帳など.

受給資格が認定されると,申請した月の翌月分から 2 月,5 月,8 月,11 月に支給される.振込日は自治体によって異なるが,各支給月の 10 日前後に支払われる場合が多い.

受給中は,毎年 8 月に「現況届」が届く.その時の施設入所状況・入院状況・年金受給状況などを記載して返送する.この手続きは受給を続けるためには,必ず行う必要がある.

診断書の様式について

特別障害者手当の申請は,障害種別ごとに決まった形式の診断書が必要である.障害者手帳の等級によっては診断書が不要になる自治体もあるので,あらかじめ住居のある自治体窓口に確認し,医師に依頼する.

表 1. 特別障害者手当障害程度

次のいずれかに該当するもの.
　①　表 a の障害が 2 つ以上あるもの.
　②　表 a の 1〜7 までのいずれか 1 つの障害があり,かつそれ以外の資料 9〔(1)2 級〕程度の障害が 2 つ以上あるもの.
　③　表 a の 3〜5 までのいずれか 1 つの障害があり,かつ表 c の評価点を加算したものが 10 点以上のもの
　④　表 a の 6,7 のいずれか 1 つの障害があり,その状態が絶対安静,または精神の障害の場合は,表 d の評価点を加算したものが 14 点以上のもの.
　⑤　表 b の障害が 1 つあり,その状態が絶対安静,または精神の障害の場合は,表 d の評価点を加算したものが 10 点以上のもの.

a.　特別児童扶養手当等の支給に関する法律施行令（別表第 2）

番号	障害の状態
1	次に掲げる視覚障害 　イ）両眼の視力がそれぞれ 0.03 以下のもの 　ロ）1 眼の視力が 0.04,他眼の視力が手動弁以下のもの 　ハ）ゴールドマン型視野計による測定の結果,両眼の I /4 視標による周辺視野角度の和がそれぞれ 80°以下かつ I /2 視標による両眼中心視野角度が 28°以下のもの 　ニ）自動視野計による測定の結果,両眼開放視認点数が 70 点以下かつ両眼中心視野視認点数が 20 点以下のもの
2	両耳の聴力レベルが 100 デシベル以上のもの
3	両上肢の機能に著しい障害を有するもの,または両上肢のすべての指を欠くものもしくは両上肢のすべての指の機能に著しい障害を有するもの
4	両下肢の機能に著しい障害を有するもの,または両下肢を足関節以上で欠くもの
5	体幹の機能に座っていることができない程度または立ち上がることができない程度の障害を有するもの
6	前各号に掲げるもののほか,身体の機能の障害または長期にわたる安静を必要とする病状が前各号と同程度以上と認められる状態であって,日常生活の用を弁ずることを不能ならしめる程度のもの
7	精神の障害であって,前各号と同程度以上と認められる程度のもの

備考：視力の測定は,万国式試視力表によるものとし,屈折異常があるものについては,矯正視力によって測定する.

b.　特別児童扶養手当等の支給に関する法律施行令（別表第 1）

番号	障害の状態
1	両眼の視力がそれぞれ 0.02 以下のもの
2	両耳の聴力が補聴器を用いても音声を識別することができない程度のもの
3	両上肢の機能に著しい障害を有するもの
4	両上肢のすべての指を欠くもの
5	両下肢の用を全く廃したもの
6	両大腿を 2 分の 1 以上失ったもの
7	体幹の機能に座っていることができない程度の障害を有するもの
8	前各号に掲げるもののほか,身体の機能の障害または長期にわたる安静を必要とする病状が前各号と同程度以上と認められる状態であって,日常生活の用を弁ずることを不能ならしめる程度のもの
9	精神の障害であって,前各号と同程度以上と認められる程度のもの
10	身体の機能の障害もしくは病状または精神の障害が重複する場合であって,その状態が前各号と同程度以上と認められる程度のもの

備考：視力の測定は,万国式試視力表によるものとし,屈折異常があるものについては,矯正視力によって測定する.

表 1. つづき

c．日常生活動作評価表

動作	評価
① タオルを絞る（水をきれる程度）	
② とじひもを結ぶ	
③ かぶりシャツを着て脱ぐ	
④ ワイシャツのボタンをとめる	
⑤ 座る （正座・横すわり・あぐら・脚なげだしの姿勢を持続する）	
⑥ 立ち上がる	
⑦ 片足で立つ	
⑧ 階段の昇降	

備考：この評価は，つえ，松葉つえ，下肢装具等の補助具等を使用しない状態で行うものである．

評価　表 c の各動作の評価は次によること

ひとりでできる場合	0 点
ひとりでできてもうまくできない場合	1 点
ひとりではまったくできない場合	2 点
② の場合については，次によること 5 秒以内にできる	0 点
10 秒以内にできる	1 点
10 秒ではできない	2 点
③ および ④ の場合については，次によること 30 秒以内にできる	0 点
1 分以内にできる	1 点
1 分ではできない	2 点

d．日常生活能力判定表

動作および行動の種類	0 点	1 点	2 点
1）食事	ひとりでできる	介助があればできる	できない
2）用便（月経）の始末	ひとりでできる	介助があればできる	できない
3）衣服の着脱	ひとりでできる	介助があればできる	できない
4）簡単な買物	ひとりでできる	介助があればできる	できない
5）家族との会話	通じる	少しは通じる	通じない
6）家族以外の者との会話	通じる	少しは通じる	通じない
7）刃物・火の危険	わかる	少しはわかる	わからない
8）戸外での危険から身を守る（交通事故）	守ることができる	不十分ながら守ることができる	守ることができない

表 2．所得制限

扶養親族等の数	受給資格者本人		受給資格者の配偶者及び扶養義務者	
	所得額（※1）	参考：収入額の目安（※2）	所得額（※1）	参考：収入額の目安（※2）
0	3,604,000	5,180,000	6,287,000	8,319,000
1	3,984,000	5,656,000	6,536,000	8,586,000
2	4,364,000	6,132,000	6,749,000	8,799,000
3	4,744,000	6,604,000	6,962,000	9,012,000
4	5,124,000	7,027,000	7,175,000	9,225,000
5	5,504,000	7,449,000	7,388,000	9,438,000

（単位：円，令和 3 年 8 月以降適用）

※1　所得額は，地方税法の都道府県民税についての非課税所得以外の所得等から，医療費控除，障害者控除及び寡婦控除等の額を差し引いた額．

※2　ここに掲げた収入額は，給与所得者を例として給与所得控除額を加えて表示した額．

（文献 2 より引用）

（表　面）

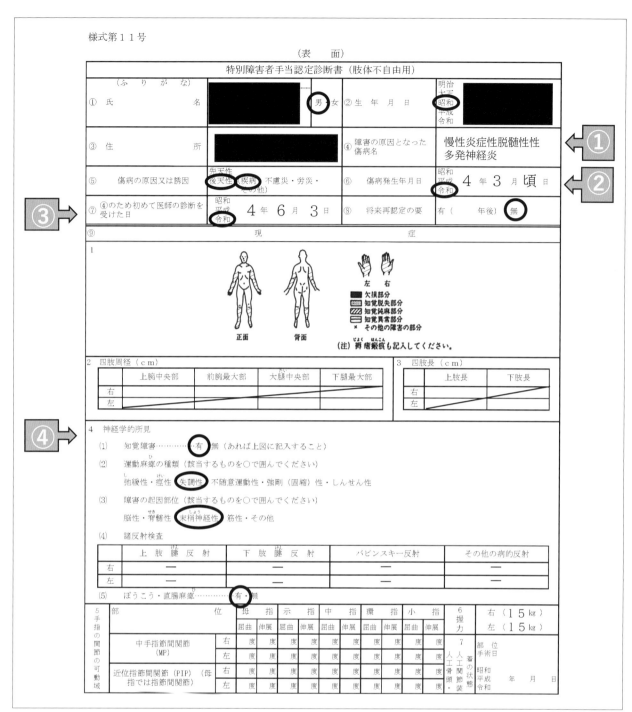

図 1-a. 特別障害者手当認定診断書の書き方（肢体不自由用）

診断書の書き方

① 障害の原因になった傷病名：障害の直接的な原因について記載する（**図 1-a**）．

② 傷病発生年月日：障害固定のまたは障害確定の起算日であり重要である（**図 1-a**）．

③ 初めて医師の診断を受けた日は障害固定または障害確定日以降でなければならない（**図 1-a**）．

④ 神経症状について，該当するものが複数ある場合は，2 つ丸をつけてもよい．診断する障害と

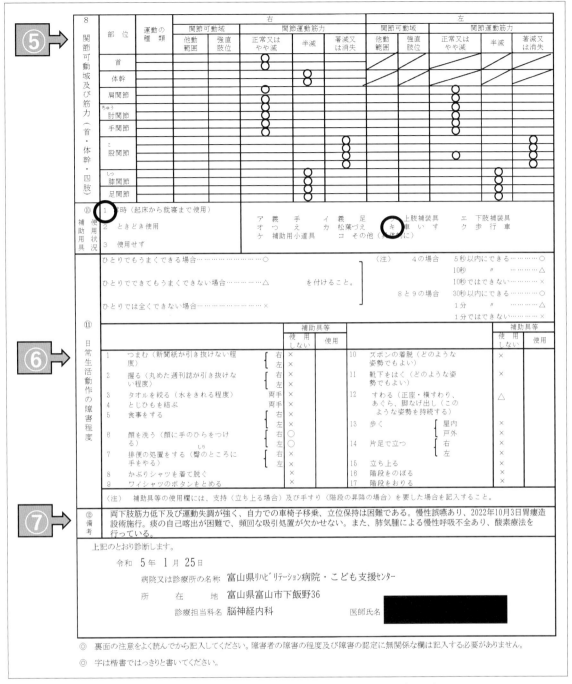

図 1-b. 特別障害者手当認定診断書の書き方（肢体不自由用）

関係のない部分については記載しなくてもよい（**図 1-a**）.

⑤ 関節可動域（ROM）と筋力テスト（MMT）；障害診断をする部位を測定する．片麻痺であれば頚部や体幹の測定は必要なく，「体幹」の診断のみ

であれば上下肢の測定は必要ない．四肢の角度の測り方は，

㋐ 自然起立姿勢で四肢関節かとる位置は，次のような角度になる．

肩関節0°，肘関節0°，手関節0°，股関節

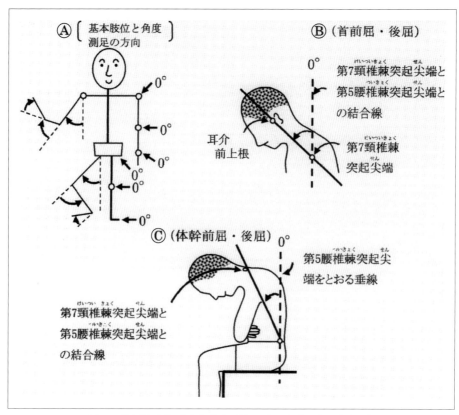

図 2. 特別障害者手当認定診断書の書き方(肢体不自由用)

0°, 膝関節 0°, 足関節 0°

④ 四肢の運動関節は, **図 2**Ⓐ の ↘ の角度を記入する.

⑨ 首・体幹の運動角度は, **図 2**Ⓑ・⒞ の ↘ の角度を記入する(**図 1-b, 図 2**).

⑥ 日常生活動作の障害程度:この項目は障害等級判定の際, 最も重視される項目である. 各種動作について, 補助具などの使用の有無で記載するようになっているが, 原則は, 何も使用しない状態で, 「自立○, 半介助△, 全介助または不能×」と記載する. うまく 1 人でできても時間を要すれば△と判定する.

⑦ 備考:備考欄は重要で, 他の欄で記載できなかったことで, 筋力や関節可動域が問題なくても失調や不随意運動のためにできない状況を詳細に記載する.

障害年金との併給はできる

特別障害者手当と障害年金は同時にもらえる.

ただし, 障害年金は所得(非課税所得)であるため, 前述の所得制限によって特別障害者手当が受給できないことがある.

特別障害者手当のほかにも, 経済的なサポートを受けられる制度として障害年金がある.

障害年金は, 障害や病気によって生活や仕事に支障が出た場合に支給される年金で, 受給条件を満たしていれば若くても受け取ることができる. また, 障害者手帳の有無に関わらず, 日常生活や仕事に支障があるかどうかで支給が判断される. 障害年金には, 「障害基礎年金」と「障害厚生年金」の 2 種類があり, 働いている場合でも, その症状によって仕事が制限されていると判断されれば支給される.

障害年金と障害手当金の大きな違いは, 受給要件, 一時金と年金である点, そして支給額である. 受給要件に違いがあるため, 厚生年金に加入している人は, 障害の程度が比較的軽く障害年金の支給要件に当てはまらない場合にも, 障害手当金を

受給できることがある.

まとめ

　特別障害者手当は，精神または身体に著しく重度の障害がある人が受給でき，在宅などでの生活を支える経済的なサポートとなる．障害年金と併給ができる場合もあり，高齢者も受給することができる．特別障害者手当と併せて利用できる支援もあり，自治体の担当窓口で確認する必要がある．

参考文献

1) 石川県保険医協会：福祉マップ（改訂第 11 版），138-140，2023.

2) 厚生労働省：特別障害者手当について.〔https://www.mhlw.go.jp/bunya/shougaihoken/jidou/tokubetsu.html〕

3) 厚生労働省：「障害児福祉手当及び特別障害者手当の障害程度認定基準について」の一部改正について（令和 03 年 12 月 24 日障発第 1224003 号）〔https://www.mhlw.go.jp/web/t_doc?dataId=00tc7103&dataType=1&pageNo=1〕

4) 社会福祉の動向編集委員会編，社会福祉の動向 2024，208-212，中央法規出版，2023.

特集／リハビリテーション診療において必要な書類の知識

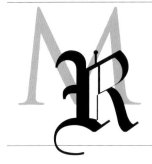

コラム
治療用装具製作指示装着証明書

田中　都*

Abstract　治療用装具とは症状が固定する前に医師の指示のもと疾病の治療遂行上必要な装具を指す．リハビリテーション科医師は治療用装具の処方機会が多く，その適合判定に精通している必要がある．治療用装具は健康保険が適用されるため保険医の証明書が必要である．以前は疾患名と装具の名称が記載されていれば認められていたが，現在では処方から完成時の確認までの厳密性を求められるようになった．本稿では治療用装具の概論を示したうえで，厚生労働省から示された令和5年4月1日以降に作製（購入）する治療用装具製作指示装着証明書の新様式をもとに記載のポイントを示す．記載にあたり特に注意するべき項目には下線を付けたため参照していただきたい．

Key words　装具(orthotics)，義肢(prosthesis)，リハビリテーション治療(rehabilitation treatment)，健康保険(health insurance)，証明書(certificate)

令和5年4月1日以降に作製（購入）する治療用装具製作指示装着証明書の新様式が厚生労働省から示された．以前は，疾患名と装具の名称が証明書に記載があれば認められていたが，処方から完成時の確認までの厳密性を求められるようになった．本稿では，治療用装具の概論を示したうえで，実際の書面（**図1**）を用いて記載のポイントを示す．

治療用装具とは，症状が固定する前に医師の指示のもと疾病の治療遂行上必要な装具を指す．支給手続きとしては，まず保険医が患者を診察し治療遂行上必要であると認め，義肢装具士に製作（または購入）の指示を出す．その後義肢装具士が採型・採寸および適合調整を行い，保険医が適合の確認を行う．引き渡し時に患者が費用を立て替え払いして製作所に支払い，義肢装具製作所より領収書と内訳書を受け取る．患者は，保険者に医師の証明書・領収書・内訳書を提出し払い戻し請求を行う．後日保険者から支給基準限度内で払い

戻しを受ける．治療用装具の完成後の修理についても健康保険の適用が認められているが，詳細は患者側が各保険者への問い合わせが必要である．

記載のポイント（**図1**）
① 疾病名及び症状等
今回の障害に関する原因疾病名と症状（障害）を記載する．
② 作製内容
ⓐ オーダーメイド・既製品／新規・修理いずれかに○をつける．
ⓑ オーダーメイドの場合
名称と基本構造を記載する．<u>支給手続きが厳格化されてきているため基本構造はなるべく詳細に記載することが望ましい．</u>

例）短下肢装具の場合
　　右短下肢装具（採型，両側金属支柱，シングルクレンザック足継手，足部覆い）
例）下腿義足の場合

* Miyako TANAKA，〒235-0012 神奈川県横浜市磯子区滝頭1-2-1　横浜市立脳卒中・神経脊椎センターリハビリテーション科，医師

住　所（患者の住所）

氏　名（患者の氏名）

生年月日　　　年　　月　　日

疾病名及び症状等

① → 　疾病名　　　　　　　　症状等
　　（治療遂行上の必要（症状や装着目的）、修理が必要となった状況や理由等）

② → **上記の疾病により（オーダーメイド・既製品装具／新規・修理）**

　　（オーダーメイドの場合は名称及び基本構造等、既製品の場合はメーカー名・製品名、修理の場合は交換箇所、等）

の装着を

③ → 　令和　　　年　　月　　日　　　診察のうえ、治療遂行上の必要を認め

④ → ＿＿＿＿＿＿＿＿＿＿（義肢装具士の氏名）　へ（製作・購入・修理）を指示し、

⑤ → 　令和　　　年　　月　　日　　　に患者へ装着確認をしました。

以上、証明いたします。

⑥ → 備　　考
　　※1　特別な製作指示等を行った場合は、指示事項を記載。
　　※2　製作を指示した義肢装具士と、適合調整した義肢装具士が違う場合は、適合調整した義肢装具士の氏名を記載。
　　※3　患者等へ直接購入を指示した場合は、義肢装具士への指示ではない理由や状況、患者への指示内容を記載。

⑦ → 　　令和　　年　　月　　日

　　　　　医 療 機 関 所 在 地
　　　　　医 療 機 関 名
　　　　　医 療 機 関 電 話 番 号
　　　医 師 氏 名

図 1.　治療用装具製作指示装着証明書

右下腿義足（骨格構造，シリコーンライナーキャッチピン式，SACH 足）

© 既製品の場合

療養費支給対象となる既製品の治療用装具リストがある[1]ため，参照し具体的な製品名とメーカー名を記載する.

例）右硬性短下肢装具（オルトップ®AFO M サイズ，パシフィックサプライ株式会社）

③ 保険医が義肢装具士に作製または購入を指示した日付を記載する.

④ 指示した義肢装具士の氏名を記載する．製作，購入，修理から該当するものに○をする．

⑤ 保険医が装具装着を確認した日付を記載する．

⑥ オーダーメイドの場合は基本構造に加え，患者の病態により特別な加工を医師が指示した場合に記載する．既製品装具であれば，患者の病態により装具自体に別途取り付け加工を指示した場合にその指示事項を記載する[2]．

⑦ 本証明書を発行した ⑤ 以降の日付を記載する．処方日ではないことに注意．

文　献

1) 厚生労働省：療養費の支給対象となる既製品の治療用装具について(2023年3月17日)(最終改訂).
〔https://www.mhlw.go.jp/bunya/iryouhoken/iryouhoken13/dl/230323_02.pdf〕
2) 厚生労働省：治療用装具に係る療養費の取扱いに関する疑義解釈資料の送付について(2023年3月17日).
〔https://www.mhlw.go.jp/bunya/iryouhoken/iryouhoken13/dl/230323_06.pdf〕
3) 厚生労働省：治療用装具に係る療養費の支給の留意事項等について(2023年3月17日).
〔https://www.mhlw.go.jp/bunya/iryouhoken/iryouhoken13/dl/230323_03.pdf〕

四季を楽しむ

ビジュアル嚥下食レシピ

好評書

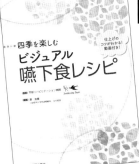

監修・執筆　宇部リハビリテーション病院
田辺のぶか，東　栄治，米村礼子

Swallowing Team

編集　原　浩貴（川崎医科大学耳鼻咽喉科　主任教授）

2019年2月発行　B5判　150頁　定価3,960円（本体3,600円＋税）

見て楽しい、食べて美味しい、四季を代表する22の嚥下食レシピを掲載！
お雑煮からバーベキュー、ビールゼリーまで、イベント食、お祝い食に大活躍！
詳細な写真付きの工程説明と、仕上げのコツがわかる動画で、作り方が見て
わかりやすく、嚥下障害の基本的知識も解説された、充実の1冊です。

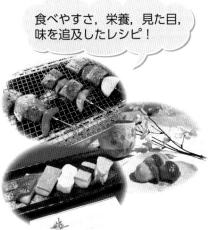

食べやすさ，栄養，見た目，
味を追及したレシピ！

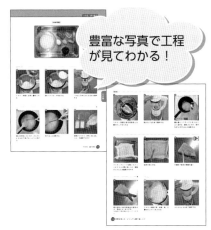

豊富な写真で工程
が見てわかる！

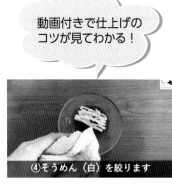

動画付きで仕上げの
コツが見てわかる！

④そうめん（白）を絞ります

全日本病院出版会
〒113-0033　東京都文京区本郷3-16-4　Tel：03-5689-5989
www.zenniti.com　　　　　　　　　　　　　　　　　Fax：03-5689-8030

MB Med Reha **No.301**：**76-79**, 2024

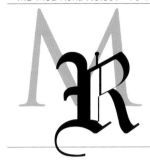

特集／リハビリテーション診療において必要な書類の知識

コラム

公安委員会提出用診断書：脳卒中

渡邉 修*

　Abstract　脳卒中後に運転を再開する場合，各都道府県にある安全運転相談窓口に相談をする．一般に，主治医がいる場合，主治医は運転可否判断の診断書（形式は都道府県によって異なるが本質は同じ）を記載する．診断書の結果から，運転免許は，「取消」か「停止」か「継続（運転可）」のいずれかに分類される．医師は，運転能力について，運動機能，認知機能（計画能力，注意能力，視空間能力，記憶能力），視覚機能（視力および視野），脳卒中合併症（てんかん，循環器疾患，糖尿病）および薬剤の副作用の影響を総括して判断を行う．主治医が運転能力について判断ができない場合は，その旨を患者もしくは公安委員会に説明する．

　Key words　脳卒中(stroke)，自動車運転再開(resumption of driving)，運転免許(driving license)

はじめに

　道路交通法 第66条第1項では，「何人も，過労，病気，薬物の影響その他の理由により，正常な運転ができないおそれがある状態で車両等を運転してはならない」と述べられている．医師が，運転能力の可否に関する診断書を記載する場合，本条文が基礎となっている．すなわち，この条文にある様々な状態により安全な運転が阻害される場合は，一般道で運転はしてはいけないと法律で明記されている．本稿では，特に，脳卒中後に医師に求められる運転可否に関する診断書の書き方について解説する．

脳卒中後の運転再開の流れ

　図1は，免許を所持していた者が，脳卒中を発症した場合の運転を再開する手順である．上段は，免許証更新期間前に運転を希望する場合，下段は，免許証更新期間以降に運転を希望する場合である．いずれの場合も，脳卒中により自動車運転に支障を及ぼす恐れがあれば，自動車運転死傷行為処罰法により，運転をすぐに再開することはできない．なお，自動車運転死傷行為処罰法（平成26年施行）では，第3条において，「自動車の運転に支障を及ぼすおそれがある病気として政令で定めるものの影響により，その走行中に正常な運転に支障が生じるおそれがある状態で，自動車を運転し，よって，その病気の影響により正常な運転が困難な状態に陥り，人を死傷させた者は，12年以下の懲役に処し，人を死亡させた者は15年以下の懲役に処する．」と述べられている．

① 免許証更新期間の前に運転を希望する場合は，

* Shu WATANABE，〒201-8601 東京都狛江市和泉本町4-11-1　東京慈恵会医科大学附属第三病院リハビリテーション科，教授

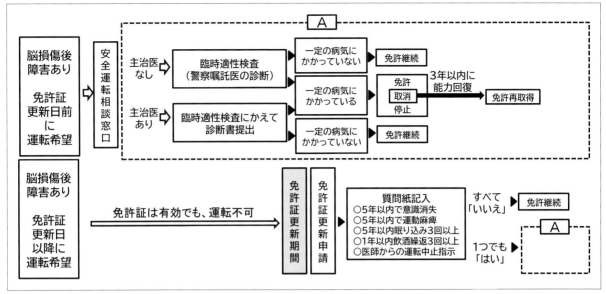

図 1. 免許を所持していた者が，脳卒中を発症した場合の免許を再取得する手順

表 1. 運転不可区分

	区　分	内　容
脳卒中後運転不可と判断された場合の区分	拒否	免許試験合格者に対し，一定の病気等にかかっていることを理由として，免許を交付しないこと．（欠格期間は 1 年）
	保留	免許試験合格者に対し，一定の病気等にかかっていることを理由として，一定期間免許を交付しないこと．
	取消	運転免許保有者に対する免許を取り消すこと．（病気が原因での取消の場合，欠格期間は 1 年となり，取消日より 3 年以内に病気が改善して運転可能と診断された場合は，学科試験・実技試験が免除となる．）
	停止	6 か月を超えない期間で免許の効力を停止すること．

各都道府県にある安全運転相談窓口（旧運転適性相談窓口，安全転相談ダイヤル　＃ 8080），あるいは運転免許センターに問い合わせをする．安全運転相談窓口は，道路交通法に則り，安全運転の継続に必要な助言や指導，更新の手続き，運転免許証の自主返納制度などの案内をしている．通常，主治医がいない場合は，臨時適性検査を受けるよう指導される．主治医がいて，後述する運転可否の診断書を書いてもらえる場合は，後述する診断書を求められる．

② 免許証更新期間までは運転を控え，更新期間中に免許更新を希望する場合は，運転免許試験場（運転免許センター）で質問紙（過去 5 年間に意識消失や運動麻痺，日中の傾眠等に関する質問等）に回答した後，1 つでも該当した場合は，主治医がいて，後述する所定の診断書に運転能力の有無を記載してもらえる場合は，記載を依頼する．しかし，主治医がいる場合や，主治医がいても，安全な運転能力の有無について，十分な判断ができない場合は，運転免許試験場にて，臨時適性検査を受けることになる．

運転可否診断書の書き方

① 表 1 は，脳卒中後の「運転不可」判断の場合の区分である．「拒否」「保留」「取消」「停止」と区分される．運転の再開を希望する脳卒中患者は，通常，すでに免許を保持しているので，診断書の結果は，「取消」か「停止」か「運転可」のいずれ

表 2. 脳卒中関係　診断書　東京都公安委員会提出用　抜粋

【1　氏名，生年月日　等】

【2　医学的判断】　病名および総合所見(現病歴，現症状，重症度，治療状況など)を記載する.

【3　現時点での病状】　次のように，ア～カに項目が分かれており，医師の判断でどれかに○を記入する.
　　(ア) 脳梗塞等の発作により，次の障害のいずれかが生じているため，運転を控えるべきである.
　　　　□意識障害，見当識障害，記憶障害，判断障害，注意障害
　　　　□身体の麻痺等の運動障害
　　　　□視覚障害

　　(イ) 上記アの障害が繰り返し生じているとは言えないが，「発作のおそれの観点からは運転は控えるべき(a)」と診断される.

　　(ウ) 上記アの障害が繰り返し生じているとは言えないが，現時点では「前記(a)」と認められるものの，今後6か月(もしくは6か月より短期間(　　か月)以内に「発作のおそれの観点から運転を控えるべきとはいえない(運転可能)(b)」と判断できることが見込まれる.

　　(エ) 上記アの障害が繰り返し生じているとは言えないが，現時点では「前記(a)と認められるものの，6か月(若しくは6か月より短期間(　　か月)以内には，今後，(　　)年程度であれば，「前記(a)」と診断できることが見込まれる.

　　(オ) 上記アの障害が繰り返し生じているとは言えず，今後(　)年程度であれば，発作のおそれの観点からは，運転を控えるべきとは言えない.

　　(カ) 上記アからエのいずれにも該当せず，運転を控えるべきとは言えない.
　　　　□回復して脳梗塞等にかかっているとは言えない.
　　　　□脳梗塞等にかかっているが，発作のおそれの観点からは，運転を控えるべきとは言えない.
　　　　□発作のおそれはないが，慢性化した運動障害がある.

かに分類される. ごく稀に，免許証を所持していない脳卒中患者例があるが，その場合は，通常の運転免許試験場での運転免許取得の手続きをとることになる.

② 診断書の内容

脳卒中関連の公安委員会提出用の運転可否に関する診断書は，各都道府県によって形式が異なる. しかし，診断書の結果が，前述の「取消」か「停止」か「運転可」のいずれかに分類される点は共通している. 本稿では，東京都の診断書を例に解説する(表2).

• (ア)と(イ)は，運転を控えた方が良い状態が6か月以上の時と判断され，「取消」となり，少なくとも1年は欠格期間となり手続きはできない.

• (ウ)と(エ)は，運転を控えた方が良い状態が6か月未満と判断され，「停止」.

• (オ)は，現状は運転可能であるが，(　　)年後に再診断が必要. ひとまず，「運転可」となる.

• (カ)は，運転可. 脳画像上，脳卒中瘢痕の所見があれば，「□脳梗塞等にかかっているが，発作のおそれの観点からは，運転を控えるべきとは言えない.」にチェックが，運動障害があれば，「□発作のおそれはないが，慢性化した運動障害がある.」にチェックが入る.

運転可否診断書の記載において必要な制度の知識

• 道路交通法では，自動車の運転に支障を及ぼすおそれがある一定の病気などとして，① 統合失調症，② てんかん，③ 再発性の失神，④ 無自覚性の低血糖症，⑤ そううつ病，⑥ 重度の眠気の症状を呈する睡眠障害，⑦ その他，自動車等の安全な運転に必要な認知，予測，判断又は操作のいずれかにかかる能力を欠くこととなるお

それがある症状を呈する病気が列挙されている．脳卒中は，⑦ に属する．一度，これらの疾患により，運転能力なしと判断され，免許が取り消されても，3 年以内に医師の診断書および臨時適性検査により，運転能力が回復されたことが示されると，学科試験，技能試験が免除され，免許は再交付される（**表 1** の取消の項目参照）．

- 上記 ①〜⑦ の疾患群は，診断されたとしても，運転能力があると診断されると，運転は可能となる（相対的欠格）が，アルツハイマー型認知症，血管性認知症，前頭側頭型認知症，レビー小体型認知症などの「認知症」と診断された場合は，免許の取消・拒否の対象となる（実質運転禁止）．しかし，回復し得る認知症（甲状腺機能低下症，脳腫瘍，慢性硬膜下血腫，正常圧水頭症，頭部外傷後遺症など）に関しては，運転能力が回復したと医師が判断すれば運転は再開できる．
- 運転免許証の自主返納制度：運転ができなくなったなどの理由で，免許の取り消しを申請する制度．自主返納または失効した日から 5 年以内に，「運転経歴証明」を申請することができ，公的な身分証として，生涯，利用が可能となる．

運転能力の可否判断について

神奈川県警察運転免許センターでは，「脳卒中後に自動車の運転を再開するために」と題するパンフレットで，運転の再開の目安として，① 日常生活が 1 人でできる，② 1 人で外出ができる，③ 日常会話の意思疎通ができる，ことを列挙している．医療機関では，これらをおおまかな目安として，運転に必要な認知機能（計画能力，注意能力，視空間能力，記憶能力）とともに，視覚能力（視野，視力），感情のコントロール能力，そして，疾患に伴う合併症（てんかん，循環器疾患，糖尿病），薬剤の副作用などに留意する必要がある．また，家族の運転再開に関する意見も大切である．筆者は，同居する家族が，本人の運転の再開に反対している場合，運転はすすめられないと考えている．

MB Med Reha **No.301**：80-84, 2024

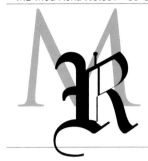

特集／リハビリテーション診療において必要な書類の知識

コラム

ハローワーク提出用主治医の意見書

豊田章宏*

Abstract　障害者雇用促進法における精神障害者とは，症状が安定し就労が可能な状況にあるものと定義されており，ハローワークで相談する際には必ず確認される事項である．病名が統合失調症，躁うつ病，てんかん，その他（高次脳機能障害など）にかかっている者のうち，精神障害者保健福祉手帳の交付を受けている者はその手帳が根拠となるが，交付されていない者においては，主治医の意見書がその判断材料となる．

雇用する側の企業にとっては，障害者手帳保持者の場合は障害者雇用率の対象となるが，手帳がない場合でも精神障害者と認定されれば各種助成金の対象となる可能性がある．労働者にとっては，離職する場合に特定理由離職者に認定される根拠ともなり，その場合は失業手当の内容にも影響する大切な事項である．

Key words　主治医の意見書，障害者手帳，ハローワーク，就労支援，失業手当

ハローワークの業務

　ハローワークは全国に500所以上設置され，その豊富な求人情報をもとにした「職業紹介」のほか，「雇用保険」，「雇用対策」などの国の3業務を一体的に無償で実施しており，憲法で定められた国民の勤労権の保障のための重要な機関である[1]．しかし，ほとんどの医師にとっては馴染みが薄く，求職機関の認識しかないと思われるが，労働者の求職から失業までをトータルに支援することによって，求職活動実績の確認が可能となり，失業給付支給時にも適正な支給決定が可能となっている．

失業給付（基本手当）とは

　労働者が退職する場合には通常3つのパターンがある．① 一般離職者：一般的な自己都合退職者および定年退職者，② 特定受給資格者：倒産や解雇による会社の都合による退職者，③ 特定理由離職者：やむを得ない理由で退職した自己都合による退職者である．

　労働者が失業した場合のセーフティネットとして雇用保険制度があり，失業給付（基本手当）が支給される．これは求職者の失業中の生活の安定を図りつつ，求職活動を容易にすることを目的として，被保険者であった方が離職した場合において，働く意思と能力を有し，求職活動を行っているにも関わらず，就職できない場合に支給されるものである[2]．

　支給日数は，離職日における年齢，被保険者であった期間および離職理由などによって決定され，90〜360日の間でそれぞれ決められている．しかし，自動的に支給されるものではなく，**図1**の手続きが必要となる．退職者が離職票を希望した場合，会社は離職証明書を作成し管轄ハローワークに提出し，離職票を発行してもらう．離職

*　Akihiro TOYOTA, 〒737-0193 広島県呉市広多賀谷1-5-1　労働者健康安全機構中国労災病院治療就労両立支援センター，所長

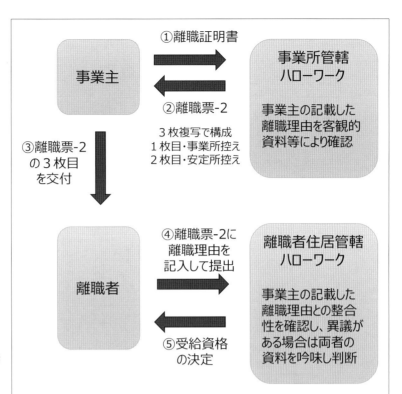

図 1.
離職理由の判断と基本給付受給
資格決定の流れ

表 1. 退職パターンによる失業給付の違い

退職パターン	離職理由	受給条件	給付制限期間	受給期間
一般離職者	一般的な自己都合退職者	雇用保険の被保険者であった期間が離職の日以前2年間に12か月以上	2か月間の制限期間がある	被保険者であった期間による
特定受給資格者	倒産や解雇による会社側の都合による退職者	離職の日以前1年間に被保険者期間が通算して6か月以上	制限期間がない	一般離職者より長期間
特定理由離職者	やむを得ない理由で退職した自己都合退職者	離職の日以前1年間に被保険者期間が通算して6か月以上	制限期間がない	一般離職者より長期間
就労困難者	障害者や社会的事情等により就職が著しく阻害されている者	離職の日以前1年間に被保険者期間が通算して6か月以上	制限期間がない	特定理由離職者よりもさらに長期間

理由や賃金支払い状況といった欄のほとんどは会社が記入しているので，退職者は会社から交付された離職票の内容を確認したうえで本人記入欄を埋める．記入したら住居管轄のハローワークに提出する．ハローワークで離職理由など内容の齟齬がないことなどを確認した後に基本手当受給資格の有無が決定され，退職者に通知が届くという流れである．失業保険の有効期間は，離職日の翌日から1年間であり，1年以内にすべてをもらいきる必要がある．

特定受給資格者は，倒産・解雇などにより再就職準備の時間もなく離職しており，一般離職者と違い本人には対処できない事情による．特定理由離職者は，本人には就業意思があるが，体力不足や心身障害および社会的なやむを得ない事情で就労困難となり離職しており，言い換えると正当な自己都合退職と解される．このため両者には失業給付前に課される給付制限期間（原則，2か月受給できない期間）がないという優遇措置がある．さらに特定理由離職者の中でも疾病や障害等の事情などにより就職が困難である就職困難者においては，失業保険の給付日数が他の退職などと比べて長くなる（**表1**）．この判断に必要となるのが障害者手帳だが，一定の障害や疾病の場合は障害者手

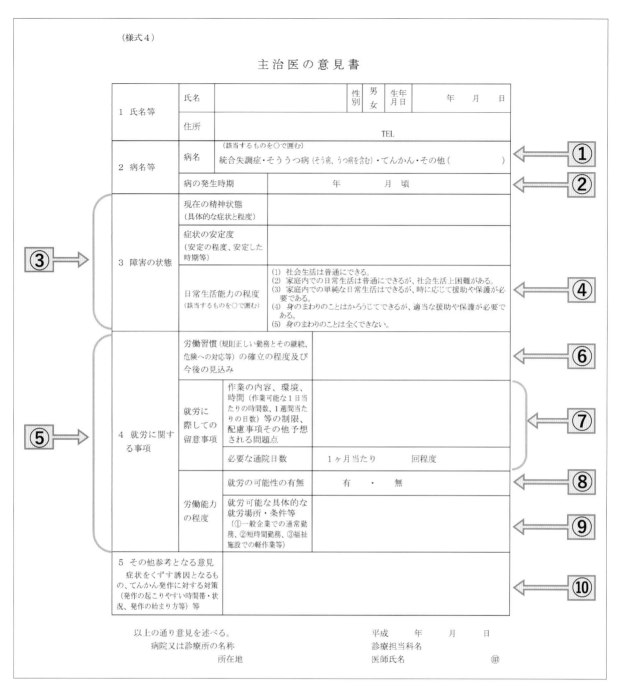

（様式4）

主 治 医 の 意 見 書

1 氏名等	氏名		性別	男 女	生年月日	年　　月　　日
	住所				TEL	

2 病名等	病名	（該当するものを○で囲む） 統合失調症・そううつ病（そう病、うつ病を含む）・てんかん・その他（　　　　　　　）	← ①
	病の発生時期	年　　　　月　　頃	← ②

3 障害の状態	現在の精神状態 （具体的な症状と程度）		
	症状の安定度 （安定の程度、安定した時期等）		
	日常生活能力の程度 （該当するものを○で囲む）	(1) 社会生活は普通にできる。 (2) 家庭内での日常生活は普通にできるが、社会生活上困難がある。 (3) 家庭内での単純な日常生活はできるが、時に応じて援助や保護が必要である。 (4) 身のまわりのことはかろうじてできるが、適当な援助や保護が必要である。 (5) 身のまわりのことは全くできない。	← ④

③ →　（3 障害の状態）

4 就労に関する事項	労働習慣（規則正しい勤務とその継続、危険への対応等）の確立の程度及び今後の見込み			← ⑥
	就労に際しての留意事項	作業の内容、環境、時間（作業可能な1日当たりの時間数、1週間当たりの日数）等の制限、配慮事項その他予想される問題点		← ⑦
		必要な通院日数	1ヶ月当たり　　　　回程度	
	労働能力の程度	就労の可能性の有無	有　　・　　無	← ⑧
		就労可能な具体的な就労場所・条件等 （①一般企業での通常勤務、②短時間勤務、③福祉施設での軽作業等）		← ⑨

⑤ →　（4 就労に関する事項）

5 その他参考となる意見 　症状をくずす誘因となるもの、てんかん発作に対する対策（発作の起こりやすい時間帯・状況、発作の始まり方等）等		← ⑩

以上の通り意見を述べる。　　　　　　　　　　　　平成　　　年　　月　　日
病院又は診療所の名称　　　　　　　　　　　　　診療担当科名
　　　　　　　所在地　　　　　　　　　　　　　医師氏名　　　　　　　　㊞

図 2. 主治医の意見書

帳がなくても「主治医の意見書」があれば認定を受けることが可能となる.

主治医の意見書の意義と書き方

障害者雇用促進法による精神障害者の定義は，① 精神障害者保健福祉手帳の交付を受けている者，もしくは，② 統合失調症，躁うつ病，または，てんかんなどにかかっている者のうち，症状が安定し，就労が可能な状況にある者とされている．高次脳機能障害は器質性精神障害として精神障害者保健福祉手帳の対象疾患であるが，手帳を所持していない場合，精神障害者に該当するか否

かを確認するために，意見書で障害名を確認する必要がある．就労の可能性についての判断は，障害者個人の能力だけでなく，労働条件や職場環境，就労支援実施状況等の影響を受けるため，意見書の「症状が安定し，就労が可能な状況」とは，病状などから考えて，現時点で求職活動を行える状況にあるか，または求職活動よりも治療を優先することが適当な状況にあるかという医学的判断が求められていると考えて良い．

主治医の意見書は**図2**に示すような一定の書式がある．

「1. 氏名等」の欄には，「氏名」，「性別」，「生年月日」，「住所」の各項目を記載する．

①「2. 病名等」の欄の「病名」には，就職困難者として認定される3つの特定病名のうち，該当する病名に○をつけるが，その他の場合には（　　　）に該当する障害名を記載する．その際，保有する障害者手帳があればその障害名が入る（**図2-①**）．

②「病の発生時期」は，有職者であれば在職中の日付であることが必要で，経過が把握できているという意味からも退職日の3～6か月前の日付が妥当と考えられる（**図2-②**）．

③「3. 障害の状態」の欄には，概ね3か月程度の期間の症状について記載するが，状態が変化する場合には，少し長期間の記載をした方が理解されやすい．最終的に状態が落ち着いており，就労可能と判断される記載が必要であるが，安定していない場合はそのことも記載する（**図2-③**）．

④「日常生活能力の程度」については，就労可能の判断には，（1）か（2）に相当することが必要である．（3）～（5）に該当する場合は求職者として判断されない可能性が高い（**図2-④**）．

⑤「4. 就労に関する事項」の欄は，「労働習慣」，「就労に際しての留意事項」，「労働能力の程度」について記載するが，一度提出した後に，もしも回復した場合には更新することも可能である．また，医療機関で確認できる内容は限定的であるため，精神科デイ・ケアなど他施設の多職種からの情報を参考にして記載してもよい（**図2-⑤**）．

⑥「労働習慣」には，継続的な労働が可能であるという内容の記載が必要であるが，就労よりも治療が優先されるような状態であれば，改善してから再提出するべきであろう（**図2-⑥**）．

⑦「就労に際しての留意事項」には，具体的な記載内容が望ましい．作業可能時間は，最低でも週20時間以上の労働が可能な状態が必要であるが，この時間は職業相談の際の就労時間の目安にもなる．もしも職業訓練を希望する場合には週30時間以上の労働耐久性が必要である（**図2-⑦**）．

⑧「労働能力の程度」では，まず「就労の可能性の有無」については，現時点においてハローワークで求職活動を行える状態か否かの医学的判断から，いずれかに○印をつける（**図2-⑧**）．

⑨「就労可能な具体的な就労場所・条件等」の項では，フルタイム勤務を希望する場合には「① 一般企業での通常勤務」に○印をつけることになるが，「② 短時間勤務」でも求職自体は可能である．営利就労は困難と思われる場合は，「③ 福祉施設での軽作業等」に○印が付くことになる（**図2-⑨**）．もし，「就労の可能性の有無」が「無」と判断される場合には，患者とよく相談して，現時点では，求職活動よりも治療を優先するよう説明し，理解を得るよう努める（**図2-⑧**）．意見書は時期を見て再提出することが可能である．

⑩「5. その他参考となる意見」の欄には，本人が能力を発揮しやすい場面設定，周囲の望ましい関わり方，苦手な場面，体調を崩すきっかけ，体調を崩す時の予兆やその場合の対処法，体調を維持する工夫など，把握可能な範囲で具体的に記載することが望ましい．他機関の利用状況も参考となる．今後，ハローワーク側から医療機関に連絡してくる場合の窓口や連絡方法などについても記載しておくと良い（**図2-⑩**）．

まとめ

主治医意見書を提出する目的は，現状で本当に働いて大丈夫かどうかの医療的判断をハローワークに伝えるものであり，就職困難者かどうかなどの最終判断はハローワークが行う．ハローワークでは意見書の内容を就労支援の参考資料にも利用している．意見書作成に際しては，精神障害者の人権擁護のため記載内容には十分留意し，提出もあくまで求職者の意思によることが重要である．

文　献

1) ハローワーク：厚生労働省 HP：政策＞雇用・労働＞雇用＞ハローワーク(2023.12.25. 確認).
〔https://www.mhlw.go.jp/stf/seisakunitsuite/bunya/koyou_roudou/koyou/hellowork.html〕
2) 基本手当：厚生労働省 HP：政策＞雇用・労働＞雇用＞雇用保険制度＞基本手当(2023.12.25. 確認).
〔https://www.mhlw.go.jp/stf/seisakunitsuite/bunya/0000135026.html〕

第35回日本末梢神経学会学術集会

会　期：2024年9月6日（金），7日（土）
会　場：鹿児島県医師会館
　　　　　（〒890-0053 鹿児島県鹿児島市中央町8-1）
　　　　　（現地参加のみ）
会　長：髙嶋　博（鹿児島大学大学院医歯学総合研究科
　　　　　脳神経内科・老年病学 教授）
テーマ：末梢神経障害―真の原因を求めて―
演題募集期間：2024年2月6日（火）～4月9日（火）
海外招待講演：Raymond L. Rosales（University of
　　　　　Santo Tomas Hospital）先生
教育講演，シンポジウム：末梢神経の画像診断，末梢神
　　経病理，慢性炎症性多発根ニューロパチーの新ガイド
　　ラインの概要，糖尿病性ニューロパチーの治療の
　　Tips，アミロイドーシスに対する遺伝子治療の進歩，
　　再生医療，日本で発見された末梢神経疾患，末梢神経
　　の手術の進歩，免疫ニューロパチー・ノドパチー，遺
　　伝性ニューロパチー，ほか

日本整形外科学会，日本神経学会，日本リハビリテー
ション医学会，日本手外科学会，日本形成外科学会，日
本臨床神経生理学会の専門医認定更新単位申請を予定し
ております．

詳細はHPにてお知らせいたします：
https://www.congre.co.jp/jpns2024/

第35回日本末梢神経学会学術集会運営事務局：
　　　　株式会社コングレ内
　　　　〒810-0001　福岡市中央区天神1-9-17-11F
　　　　TEL：092-718-3531　FAX：092-716-7143
　　　　E-mail：jpns2024@congre.co.jp

日本スポーツ整形外科学会2024（JSOA2024）

会　期：2024年9月12日（木）～9月13日（金）
会　場：早稲田大学　大隈記念講堂 早稲田キャンパス
　　　　　〒169-8050 新宿区西早稲田1-6-1
　　　　　リーガロイヤルホテル東京
　　　　　〒169-8613 東京都新宿区戸塚町1-104-19
会　長：熊井 司（早稲田大学スポーツ科学学術院 教授）
　　　　　金岡 恒治（早稲田大学スポーツ科学学術院 教授）
テーマ：「學」―スポーツ医科学の学び舎―
併　催：第21回日韓整形外科スポーツ医学会合同シン
　　　　　ポジウム
　　　　　2024年9月14日（土）　大隈記念講堂
学会ホームページ：https://www.huddle-inc.jp/jsoa2024/
演題募集期間：2024年3月中旬～4月末（予定）
主催事務局：早稲田大学 スポーツ科学学術院
　　　　　〒359-1192 所沢市三ケ島2-579-15
運営事務局：株式会社ハドル 内
　　　　　〒160-0022 東京都新宿区新宿3丁目5-6
　　　　　キュープラザ新宿3丁目 6F
　　　　　TEL：03-6322-7972　　FAX：03-6369-3140
　　　　　E-mail：jsoa2024@huddle-inc.jp

第6回日本運動器SHOCK WAVE研究会学術集会 SHOCK WAVE JAPAN 2024

会　期：2024年9月22日（日）　9：30～17：00
会　場：大崎ブライトコアホール
　　　　　〒141-0001 東京都品川区北品川5丁目5-15
　　　　　大崎ブライトコア 3F
会　長：高橋　憲正（医療法人社団紺整会 船橋整形外科
　　　　　病院 スポーツ医学・関節センター）
テーマ：体外衝撃波治療のリアルワールドを追究する
学術集会HP：http://josst.org/
演題募集期間：2024年4月上旬～6月末（予定）
主　催：日本運動器SHOCK WAVE研究会
運営事務局：株式会社ハドル 内
　　　　　〒160-0022 東京都新宿区新宿3丁目5-6
　　　　　キュープラザ新宿3丁目 6F
　　　　　E-mail：josst2024@huddle-inc.jp

FAX による注文・住所変更届け

改定：2024 年 1 月

毎度ご購読いただきましてありがとうございます.

読者の皆様方に弊社の本をより確実にお届けさせていただくために，FAX でのご注文・住所変更届けを受けつけております. この機会に是非ご利用ください.

◇ご利用方法

FAX 専用注文書・住所変更届けは，そのまま切り離して FAX 用紙としてご利用ください. また，注文の場合手続き終了後，ご購入商品と郵便振替用紙を同封してお送りいたします. **代金が税込 5,000 円をこえる場合，代金引換便とさせて頂きます.** その他，申し込み・変更届けの方法は電話，郵便はがきも同様です.

◇代金引換について

代金が税込 5,000 円をこえる場合，代金引換とさせて頂きます. 配達員が商品をお届けした際に，現金またはクレジットカード・デビットカードにて代金を配達員にお支払い下さい(本の代金＋消費税＋送料). (※年間定期購読と同時に 5,000 円をこえるご注文を頂いた場合は代金引換とはなりません. 郵便振替用紙を同封して発送いたします. 代金後払いという形になります. 送料は，定期購読を含むご注文の場合は弊社が負担します)

◇年間定期購読のお申し込みについて

年間定期購読は，1 年分を前金で頂いておりますため，代金引換とはなりません. 郵便振替用紙を本と同封または別送いたします. 送料弊社負担，また何月号からでもお申込み頂けます.

毎年末，次年度定期購読のご案内をお送りいたしますので，定期購読更新のお手間が非常に少なく済みます.

◇住所変更届けについて

年間購読をお申し込みされております方は，その期間中お届け先が変更します際，必ずご連絡下さいますようよろしくお願い致します.

◇取消，変更について

取消，変更につきましては，お早めに FAX，お電話でお知らせ下さい.

返品は，原則として受けつけておりませんが，返品の場合の郵送料はお客様負担とさせていただきます. その際は必ず弊社へご連絡ください.

◇ご送本について

ご送本につきましては，ご注文がありましてから約 1 週間前後とみていただきたいと思います.

◇個人情報の利用目的

お客様から収集させていただいた個人情報，ご注文情報は本サービスを提供する目的(本の発送，ご注文内容の確認，問い合わせに対しての回答等)以外には利用することはございません.

その他，ご不明な点は弊社までご連絡ください.

株式会社 全日本病院出版会

〒113-0033 東京都文京区本郷 3-16-4-7F
電話 03(5689)5989　FAX03(5689)8030　郵便振替口座 00160-9-58753

FAX 専用注文書 リハ2406

年　　月　　日

○印	Monthly Book Medical Rehabilitation	定価(消費税込み)	冊数
	2024年___月～12月定期購読(送料弊社負担)		
	MB Med Reha No.300 膝スポーツ障害・外傷のリハビリテーション診療 実践マニュアル 増大号	4,400 円	
	MB Med Reha No.293 リハビリテーション医療の現場で役立つくすりの知識 増大号	4,400 円	
	MB Med Reha No.289 リハビリテーション診療に必要な動作解析 増刊号	5,500 円	
	MB Med Reha No.280 運動器の新しい治療法とリハビリテーション診療 増大号	4,400 円	
	MB Med Reha No.276 回復期リハビリテーション病棟における 疾患・障害管理のコツ Q&A―困ること,対処法― 増刊号	5,500 円	
	MB Med Reha No.269 種目別スポーツ　リハビリテーション診療 ―医師の考え方・セラピストのアプローチ― 増大号	4,400 円	
	MB Med Reha No.267 実践！在宅摂食嚥下リハビリテーション診療 増刊号	5,500 円	
	バックナンバー(号数と冊数をご記入ください)		

○印	Monthly Book Orthopaedics	定価(消費税込み)	冊数
	2024年___月～12月定期購読(送料弊社負担)		
	MB Orthopaedics Vol.36 No.10 整形外科外来 Red Flags 2023 増刊号	6,600 円	
	MB Orthopaedics Vol.36 No.5 大人とこどものスポーツ外来 上肢・体幹編 増大号	5,720 円	
	バックナンバー(巻数号数と冊数をご記入ください 例：36-12 など)		

○印	書籍	定価(消費税込み)	冊数
	輝生会がおくる！リハビリテーションチーム研修テキスト―チームアプローチの真髄を理解する―	3,850 円	
	四季を楽しむ　ビジュアル嚥下食レシピ	3,960 円	
	優投生塾 投球障害攻略マスターガイド【Web動画付き】	7,480 円	
	足の総合病院・下北沢病院がおくる！ ポケット判 主訴から引く足のプライマリケアマニュアル	6,380 円	
	外傷エコー診療のすすめ【Web動画付】	8,800 円	
	明日の足診療シリーズⅣ　足の外傷・絞扼性神経障害、糖尿病足の診かた	8,690 円	
	明日の足診療シリーズⅢ　足のスポーツ外傷・障害の診かた	9,350 円	
	明日の足診療シリーズⅡ　足の腫瘍性病変・小児疾患の診かた	9,900 円	
	明日の足診療シリーズⅠ　足の変性疾患・後天性変形の診かた	9,350 円	
	運動器臨床解剖学―チーム秋田の「メゾ解剖学」基本講座―	5,940 円	
	足関節ねんざ症候群―足くびのねんざを正しく理解する書―	6,050 円	
	睡眠環境学入門	3,850 円	
	健康・医療・福祉のための睡眠検定ハンドブック up to date	4,950 円	
	小児の睡眠呼吸障害マニュアル第2版	7,920 円	

お名前　フリガナ　　　　　　　　　　　　　　　　印

診療科

ご送付先　〒　　－　　　　□自宅　□お勤め先

電話番号　　　　　　　　　　　　□自宅 □お勤め先

バックナンバー・書籍合計
5,000円以上のご注文
は代金引換発送になります

―お問い合わせ先―
㈱全日本病院出版会営業部
電話 03(5689)5989

FAX 03(5689)8030

年　　月　　日

住 所 変 更 届 け

お名前	フリガナ	
お客様番号		毎回お送りしています封筒のお名前の右上に印字されております8ケタの番号をご記入下さい。
新お届け先	〒　　　　　都道府県	
新電話番号	（　　　　　　）	
変更日付	年　　月　　日より	月号より
旧お届け先	〒	

※ 年間購読を注文されております雑誌・書籍名に✓を付けて下さい。

- ☐ Monthly Book Orthopaedics（月刊誌）
- ☐ Monthly Book Derma.（月刊誌）
- ☐ Monthly Book Medical Rehabilitation（月刊誌）
- ☐ Monthly Book ENTONI（月刊誌）
- ☐ PEPARS（月刊誌）
- ☐ Monthly Book OCULISTA（月刊誌）

MEDICAL REHABILITATION

■ バックナンバー一覧

各号定価 2,750 円（本体 2,500 円＋税）．（増刊・増大号を除く）
在庫僅少品もございます．品切の場合はご容赦ください．
（2024 年 5 月現在）

掲載されていないバックナンバーにつきまし
ては，弊社ホームページ（www.zenniti.com）
をご覧下さい．

2024 年 年間購読 受付中！
年間購読料 40,150 円(消費税込)(送料弊社負担)
（通常号 11 冊＋増大号 1 冊＋増刊号 1 冊：合計 13 冊）

click

全日本病院出版会 | 検索

次号予告

がんロコモ
—がん患者の運動器管理とリハビリテーション診療—

No. 302（2024 年 7 月号）

編集主幹：宮野佐年　医療法人財団健貢会総合東京病院
　　　　　　　　　　リハビリテーション科センター長
　　　　　水間正澄　医療法人社団輝生会理事長
　　　　　　　　　　昭和大学名誉教授
　　　　　小林一成　医療法人財団慈生会野村病院顧問

No.301　編集：
高岡　徹　横浜市総合リハビリテーション
　　　　　　センターセンター長

Monthly Book Medical Rehabilitation　No.301

2024 年 6 月 15 日発行（毎月 1 回 15 日発行）
定価は表紙に表示してあります.
Printed in Japan

発行者　末 定 広 光
発行所　株式会社　全日本病院出版会
〒 113-0033　東京都文京区本郷 3 丁目 16 番 4 号 7 階
電話（03）5689-5989　Fax（03）5689-8030
郵便振替口座 00160-9-58753

印刷・製本　三報社印刷株式会社　　電話（03）3637-0005
広告取扱店　株式会社文京メディカル　電話（03）3817-8036